儿科常见病诊治

杨 卫◎著

吉林科学技术出版社

图书在版编目（CIP）数据

儿科常见病诊治 / 杨卫著. -- 长春 :吉林科学技术出版社, 2019.8

ISBN 978-7-5578-6228-2

Ⅰ.①儿… Ⅱ.①杨… Ⅲ.①小儿疾病–常见病–诊疗 Ⅳ.①R72

中国版本图书馆CIP数据核字(2019)第233885号

儿科常见病诊治

ERKE CHANGJIANBING ZHENZHI

出 版 人	李 梁
责任编辑	李 征 李红梅
书籍装帧	山东道克图文快印有限公司
封面设计	山东道克图文快印有限公司
开 本	787mm×1092mm 1/16
字 数	207千字
印 张	9
印 数	3000册
版 次	2019年8月第1版
印 次	2020年6月第2次印刷

出 版 吉林科学技术出版社

发 行 吉林科学技术出版社

地 址 长春市福祉大路5788号出版集团A座

邮 编 130000

发行部电话/传真 0431-81629529 81629530 81629531
81629532 81629533 81629534

储运部电话 0431-86059116

编辑部电话 0431-81629508

网 址 http://www.jlstp.net

印 刷 北京市兴怀印刷厂

书 号 ISBN 978-7-5578-6228-2

定 价 98.00元

前　言

　　儿科是临床医疗工作的重要组成部分。儿科疾病常常变化迅速，加之就诊于儿科的患儿年幼不会表述病情，使得儿科的诊疗不仅工作量大，而且情况复杂，医务人员需要通过细致的检验、审慎的思考，迅速做出正确的判断，给予恰当的处理。这就要求儿科医疗工作者不断的学习，吸吮现代医学知识的营养，不断提高诊疗技术，才能更好的为患儿诊疗。

　　本书共七章，包括病史和体格检查、儿科疾病的诊断步骤与思路、新生儿期疾病、儿科消化系统疾病、小儿血液系统疾病、儿科传染性疾病、小儿风湿性疾病等内容。本书具有思维清晰、内容丰富新颖、实用性强等特点，同时编者希望本书的出版，能为儿科医护人员提供帮助。

　　在编写过程中，编者力求在内容、格式上做到统一，但难免会有些疏漏和错误之处，肯求同道不吝指正，以便在今后不断地改正和进步。

编　者

目　　　录

第一章　病史和体格检查

第一节　儿科问诊

一、儿科问诊特点及注意事项

问诊是临床诊治的第一步，病史资料收集的完整性和准确性对疾病的诊断和处理有很大影响。问诊过程的两个基本要素是问诊内容和问诊技巧，所谓问诊内容是指询问者从与家长、陪伴者及患儿交谈中获取的有关疾病的全部资料；而问诊技巧是指询问者获取病史资料所采用的方式和方法。问诊技巧的恰当与不恰当直接影响问诊内容的准确性和完整性。儿科问诊基本形式与成人相似，但由于年龄特点，在问诊的具体内容及方法上都与成人有所不同，作为临床医师，在儿科问诊过程中必须注意以下几点：

(1)问诊前先作自我介绍，可做简短的交谈，以消除家属及患儿的不安情绪。问诊过程中态度应和蔼、亲切，以获得家长和病儿的信任，和谐的医患关系是使问诊顺利进行的保证。

(2)儿科问诊的项目及内容较成人略多，因为儿童期涉及不同年龄、分娩、出生体重、喂养、生长发育及预防接种，甚至母亲妊娠期情况等诸多因素，它们对疾病的诊治有直接关联。新生儿期疾病更与母亲健康状况和产科因素密切相关。故问诊时应全面细致，避免遗漏。

(3)儿科病史大多由家长、抚养者或陪伴者代述，其可靠程度差异很大，对重要症状应注意引证核实。

(4)根据问诊项目顺序逐项有序进行，一个项目问完以后再开始下一项目问诊，尽量避免反复在不同项目之间任意穿插。对重危抢救病人可不必拘泥于顺序，应首先问诊重要内容以便及时进行抢救，待病情稳定后再补充其他项目。

(5)注意提问方式，要用一般性问题开始提问，如"您的孩子有什么不好？"让供史者详细叙述疾病的发展经过，然后再针对某个症状展开，进行深入、特殊的提问，如"您孩子咳嗽时有没有痰？"这样可避免遗漏重要的信息。问诊中应避免使用医学专业术语，以免误解意思；同时还应避免诱导性、暗示性、诘难性提问，或一连串问题同时提问。

(6)婴幼儿疾病常常可影响到多个系统，问诊时应做到突出重点、兼顾其他。

(7)问诊过程中应认真做好记录，问诊结束时可复述所采集的资料，以核对是否准确无误。对家长提出的问题应耐心给予解答。

二、问诊内容及书写格式

儿科问诊内容包括一般资料、主诉、现病史、个人史、过去史、家族史和社会史共七个部分。

(一)一般资料

(1)姓名。

(2)性别。

（3）年龄岁、月（新生儿应精确到天，甚至小时）。

（4）民族。

（5）出生地（省、市或县）。

（6）家长姓名。

（7）家庭详细地址（包括邮政编码和电话号码）。

（8）病史申述者和病人的关系。

（9）病史可靠程度。

（二）主诉

概括病人前来就诊的主要症状或体征及其发生的时间。问诊时先用通俗易懂的一般性问题提问，如："您的孩子哪里不舒服？"

（三）现病史

详细记录病人目前的主要问题：

（1）起病情况和患病时间。

（2）主要症状的特点，包括出现的部位、性质、发作的频率、持续时间、程度、缓解或加剧的因素。

（3）可能的病因和诱因。

（4）病情的发展、演变（按时间顺序记录，包括主要症状的发生、发展和出现的其他症状）。

（5）伴随症状。

（6）有临床意义的阴性症状。

（7）治疗经过（药物名称、剂量和疗效）。

（8）病后一般情况（精神，食欲，体重，睡眠和大、小便等）。

（四）个人史

1.胎儿期母亲孕次、产次、流产史（包括自然流产和人工流产）

对新生儿患者应详细询问母亲妊娠期情况，包括疾病、饮食、医疗保健情况、用药史、意外事故、X线照射、出血、羊水过多、高血压、蛋白尿、血尿、糖尿、血型等。

2.出生史和新生儿期情况

出生史应包括胎龄、产程、分娩方式、接生地点（指出生场所：家庭、医院或转运途中等）；分娩前后母亲用药情况（如镇静剂、麻醉剂）；新生儿出生情况（如 Apgar 评分、哭声、窒息和复苏情况）。新生儿期情况包括出生体重、身长、头围、产伤、畸形、呼吸困难、青紫、皮疹、黄疸、惊厥、出血、吸吮和喂养问题、第一次胎便和小便时间、住院时间、体重增减等。

3.喂养和营养询问

是母乳喂养还是人工喂养或混合喂养；添加维生素和辅食的种类和时间；平时食欲以及偏食情况；有无长期呕吐和腹泻等。

4.生长发育

①运动发育：何时会抬头、独坐、站立、行走。②语言发育：何时会叫"爸爸""妈妈"和说简单句子。③对人与社会环境的反应力：何时会笑，何时会控制大小便。④体重、身长的增长情况，乳牙萌出时间。⑤学龄儿童应询问其学习成绩，女性年长儿还应询问月经初潮年龄。

5.习惯和行为

进食、睡眠、体格锻炼、牙齿的清洁护理等习惯,注意询问有无不良习惯或行为障碍。

(五)过去史

1.既往疾病

指感染性及非感染性疾病、传染病和其他与现病史有关的疾病。

2.预防接种

应包括接种项目、接种年龄和反应。

3.意外事故、外伤和手术情况

4.过敏史

如湿疹、荨麻疹、哮喘等,与药物、食物及环境等因素的关系。

(六)家族史

(1)询问父母、兄弟姐妹和祖父母的年龄及健康情况。如有遗传性疾病家族史,应画出完整的家族遗传谱系图。

(2)家族中是否有下列疾病发生:如结核病、病毒性肝炎、先天畸形、精神神经疾病、风湿热、过敏性疾病、出血性疾病、免疫缺陷病、肿瘤、癫痫、糖尿病等。

(3)家族中已死亡的小儿,要询问死亡的年龄和原因,包括死胎。

(七)社会史

(1)父母婚姻状况、文化程度、职业和经济收入。

(2)环境卫生情况;病儿有无传染病的接触史(如保姆、邻居或亲戚)。

(3)当地流行病或地方病。

(4)健康保险或医疗费用来源。

书写病史时按上述顺序依次记录。

第二节　儿科体格检查

儿科体格检查是儿科医师的基本功之一。学龄儿童及年长儿的体格检查与成人基本相似,但婴幼儿和新生儿的生理和解剖特点与成人差别较大,又不易取得合作,故不论在内容、顺序及方法上都与成人体格检查有所不同,在临床工作中应予以重视。学龄前期小儿体格检查时若合作,可按成人方法进行;若不合作,则按婴幼儿方法进行。

一、注意事项

(1)检查前准备好器械,听诊器等物品应适用于受检对象,严格洗手。检查新生儿时应戴口罩,检查场地应光线明亮,温度适宜。检查者要态度和蔼,可准备一些小玩具,在检查开始前与患儿逗玩,以融洽医患关系,取得配合。

(2)检查时的体位根据年龄和病情而定。未成熟儿及新生儿可躺在暖箱内或红外线辐射保温床上,婴幼儿可由父母抱着或坐在膝盖上,年长儿可让其坐着或躺在诊察台上,而危重病人可直接在病床上进行检查。

（3）检查顺序可灵活掌握，不必完全按记录顺序进行。原则是尽量减少病人的体位变换，可先从望诊开始，观察患儿的一般情况，然后选择易受哭闹影响的项目先检查，如心、肺听诊等。有刺激性的或易引起不适的项目，如眼、耳、鼻和口腔，特别是咽部应放在最后检查。而淋巴结、骨、关节等内容不受哭闹影响，随时均能检查。

（4）检查过程中应注意保暖。听诊器和手要预先温热，避免引起不适感，尽量不要隔衣裤进行检查，以免影响结果。但脱衣暴露身体时间不要太长，以免受凉。对年长儿还应注意到他们的害羞心理，不要在人群前随意暴露他们身体。

（5）要有爱护观点，检查手法尽量轻柔和迅速，对重危病儿要避免反复检查，以免加重病情。检查完毕应将检查器械随身带走并拉好床栏，防止患儿受伤。

二、婴幼儿体格检查项目及方法

（一）一般情况

当小儿在随意情况下，即应观察其体位、站立姿势或步态、面部表情、眼神、对外界的反应、活动情况以及声音大小等，观察外貌并评估精神、神志、发育、营养。

（二）一般测量

1.体温

将温度计从消毒液中取出擦干，温度计内的水银柱应在35℃标示下，测腋温时应擦干腋下皮肤，水银端置于腋窝，上臂夹紧，测量时间不应少于5分钟。也可测肛温，将肛温计轻柔、缓慢地插入肛门中，深度为长度的1/2，测量时间3分钟。正常小儿体温腋表为36～37℃，肛表为36.5～37.5℃。

2.脉搏

触诊应在小儿安静、合作时进行，检查者将食指、中指和环指的指腹放在腕关节拇指侧的桡动脉上，压力大小以摸到搏动为宜，计数至少60秒。除计数脉搏频率外还应注意节律，如节律不规则，计数应延长至2分钟。小婴儿也可触诊颞动脉。

3.呼吸频率

在安静情况下，计数30秒内胸壁或腹壁起伏的次数。

4.血压

测量血压时，无论取坐位还是卧位，右上臂与心脏均应在同一水平，手臂要放松。血压计袖带宽度应为上臂长的2/3，将袖带内空气排空，测压计显示为零后，将袖带缚于上臂，松紧度适宜，袖带下缘距肘窝2cm，听诊器胸件应放在肱动脉上。检查者向袖带充气，待肱动脉搏动消失，再将汞柱升高约2kPa（15mmHg，1mmHg＝0.1333kPa），然后放出袖带中空气，使血压计汞柱以每秒0.4kPa（约3mmHg）的速度缓慢下降。出现第一个动脉音时的读数为收缩压，继续放气，动脉音渐强，然后突然减弱，最后消失，此时的读数即为舒张压。如动脉音减弱和消失之间的读数差值在2.6kPa（20mmHg）或以上，应同时记录2个读数。小婴儿血压可用简易的潮红法测量：患儿取仰卧位，将血压计袖带缚于前臂腕部，紧握袖带远端的手，使之发白，然后迅速充气到10kPa以上，移去局部握压，缓慢放气，当受压处皮肤由白转红时，血压计上读数为收缩压近似值。亦可用监听式超声多普勒诊断仪测量。血压不正常时，应测量双上臂血压，双上臂血压不相同或疑为心血管疾病时应量双下肢血压。测量下肢血压时，受检者取俯卧位,袖带缚于腘窝上 3cm 处。

5.体重

测量前排空大小便,脱去鞋帽和外衣,婴儿卧于磅秤秤盘中测量,小儿可用台秤。使用前均应校对体重计。如室温较低可连衣服称,再称衣服,总重量减去衣服重量即为小儿体重。

6.身长(高)

3 岁以下的小儿用量床测量身长,受检者取卧位,头顶接触头板,检查者拉直小儿双膝部,两下肢伸直紧贴底板,移动脚板使之紧贴脚底,记录其量板数字。3 岁以上的小儿应测身高,受检者赤脚,取直立位,使两足后跟、臀部及两肩胛角间均接触身长计立柱,足跟靠拢,足尖分开,两眼平视前方,测量者将滑板下移使之与颅顶点恰相接触,读取立柱上的标示数。

7.上、下部量

受检小儿取卧位或立位,用软尺测量耻骨联合上缘至足底的垂直距离,为下部量;身长或身高减去下部量即为上部量。

8.头围

用左手拇指将软尺零点固定于头部右侧齐眉弓上缘,软尺从头部右侧经枕骨粗隆最高处,紧贴皮肤,左右对称而回至零点进行读数。若为长发者,应在软尺经过处,将头发向上、下分开。

9.胸围

3 岁以下取卧位或立位,3 岁以上取立位。检查者用左手拇指将软尺零点固定于右乳头下缘,右手拉软尺使其绕经后背(以两肩胛下角下缘为准)、经左侧回至零点进行测量,取平静呼、吸气时的中间数。

10.腹围

取卧位,测量婴儿时将软尺零点固定在剑突与脐连线中点,经同水平位绕背一周回至零点;儿童可平脐经水平位绕背一周进行读数。

11.腹部皮下脂肪

用左手拇指和食指在腹部脐旁锁骨中线处捏起皮肤和皮下脂肪(捏前两指距 3cm),用卡尺进行测量。小儿正常皮下脂肪厚度应在 0.8cm 以上。

12.上臂围(circumference of upper arm)

周围取左上臂中点(系肩峰与尺骨鹰嘴连线中点)用软尺与肱骨垂直测量上臂周径,注意软尺只需紧贴皮肤,勿压迫皮下组织。

(三)皮肤和皮下组织

在明亮的自然采光条件下,观察皮肤色泽,注意有无苍白、潮红、黄疸、发绀、皮疹、瘀斑、脱屑、色素沉着、毛发异常等。触摸皮肤弹性、湿润度、皮下脂肪充实度及末梢毛细血管充盈情况。为减少病人的体位变动,皮肤和皮下组织的检查应在检查头、颈、胸、腹和四肢时分别进行,记录时可集中在本项目下。

(四)淋巴结

触摸全身浅表淋巴结,包括枕后、耳前、耳后、颈部(颌下、颏下、颈前、颈后)和锁骨上淋巴结,腋窝、腹股沟淋巴结。应注意大小、数目、硬度及活动度,有无压痛、红肿、瘘管、瘢痕,淋巴结之间及与皮肤之间有无粘连等。淋巴结的触诊也可在检查头、颈、胸、腹和四肢时分别进行，集中记录。

（五）头部

1.头颅

观察有无畸形，注意头发的密度、色泽和分布（如枕秃）。正确测量前囟的大小（应测量额、顶骨形成的菱形对边中点连线），触诊颅缝，检查有无颅骨软化和颅骨缺损。出生时颅缝可稍分开或重叠，3～4个月时闭合。检查颅骨软化（craniotabes）时，用手指加压于颞顶部或顶枕部的耳后上部，有乒乓球感时即为颅骨软化。出生时前囟为 1.5～2cm，1～1.5 岁时闭合。正常前囟表面平坦，如膨隆或凹陷均为异常。出生时后囟已闭合或很小，最迟在生后 6～8 周内闭合。

2.眼

观察有无眼距增宽、眼睑红肿、眼睑外翻、眼球突出、斜视、结膜充血、异常渗出、毕脱斑、巩膜黄染、角膜浑浊、溃疡和鼻泪管堵塞现象。观察婴幼儿眼球是否有震颤，能随光或玩具转动，或以手指突然接近眼部观察是否有瞬目反射来粗测其视力。观察瞳孔大小、形状、是否对称，并检查直接及间接对光反射。

3.耳

观察和触摸双侧耳郭、耳前后区，注意皮肤损伤、结节和先天畸形（如耳前瘘管、小耳、低耳位）。轻压耳后乳突区，观察有无压痛。当向上牵拉耳郭或向内压耳屏时，婴幼儿出现痛苦表情，此时应考虑有中耳炎（tympanitis）的可能。观察双侧外耳道，注意皮肤有无异常和溢液。若怀疑为中耳炎者应做耳镜检查。病情需要时应做听力检查。

4.鼻

观察鼻的外形，注意有无畸形、鼻翼扇动，有渗出物者应注意其性质。

5.口腔

观察唇、颊黏膜、齿、牙龈和舌，正常小儿口唇红润而有光泽，注意有无苍白、发绀、口角糜烂、皲裂和唇裂；正常黏膜表面光滑，呈粉红色，注意有无充血、糜烂、溃疡、出血、麻疹黏膜斑和鹅口疮；注意腮腺导管口有无红肿。乳牙是否萌出、牙齿数目、牙列是否整齐、有无牙缺损或龋齿，以及修补情况；检查牙龈时，注意有无肿胀、出血和色素沉着。检查舌时，注意舌面、形态、运动对称性和溃疡等。检查口底和舌底部，用压舌板轻挑舌尖，观察有无异常舌系带或舌下囊肿。检查咽部时应有良好的光照条件，检查者一手固定头颅，另一手用拇指、食指和中指拿压舌板，小指尺侧固定于患儿一侧面颊，将压舌板伸入口内轻压舌根部，动作要准确迅速，利用吞咽反射暴露咽部的短暂时间，迅速观察软腭、悬雍垂、舌腭弓和咽后壁，注意有无充血、疱疹、滤泡、伪膜、溃疡，扁桃体有无肿大及渗出，渗出物的性质，软腭是否对称。

（六）颈部

观察颈部外形、皮肤及活动度，注意是否对称，有无肿块、畸形（如先天性斜颈、短颈和颈蹼等），观察有无皮损和颈活动受限。观察颈静脉是否充盈或怒张。婴儿由于颈部较短，脂肪丰富，颈静脉不易看到。如果明显可见即提示静脉压增高。检查颈肌张力，注意有无颈部强直、角弓反张或肌无力。触摸甲状腺有无肿大、气管位置是否居中。

（七）胸部

1.胸廓

观察胸部外形和对称性，正常情况下，婴儿胸部略呈桶状，前后径等于横径；随着年龄增长，横径渐增超过前后径。注意儿童期可能发生的畸形，如鸡胸、漏斗胸和肋膈沟（赫氏沟）等。触诊胸壁有无包块和压痛等。检查乳房和腋窝，注意有无乳晕增大和色素沉着以及乳房隆起和渗出物，腋毛的出现是性征发育的征象之一。

2.心脏

（1）望诊：观察心前区有无隆起以及心尖冲动的部位、强度和是否弥散（搏动范围一般不超过2～3cm），较胖的婴儿不易观察到心尖冲动。

（2）触诊：触摸心尖冲动位置，大多数婴儿的心尖冲动在左侧第4肋间隙乳线内；分别触诊胸骨左缘第2、3、4肋间隙以及各瓣膜区。如在胸骨左缘第2肋间隙触到收缩期震颤，提示肺动脉狭窄或动脉导管未闭；在胸骨左缘第3、4、5肋间隙触到收缩期震颤，提示室间隔缺损；二尖瓣区触到收缩期震颤提示二尖瓣关闭不全，触到舒张期震颤提示二尖瓣狭窄；三尖瓣区触到较强的搏动提示右心室肥厚。

（3）叩诊：叩诊相对浊音界，婴儿常采用直接叩诊法。左界：2岁时叩诊从第4肋间心尖冲动外2cm开始，由外向内叩诊；3岁以上叩诊从第5肋间心尖冲动外2cm开始，由外向内叩诊。右界：从肝浊音界上一肋间开始，由外向内叩诊，动作应较成人叩诊轻，否则心脏叩诊相对浊音界会较实际小。测量左界时以左乳线为标志，量出心左界距该线的内或外距离，测量右界时以右胸骨旁线为标志，量出右界距该线的距 EEF 离。小儿正常心界见表1-1。

表 1-1　正常小儿心界

年龄	左界	右界
<1岁	左乳线外1～2cm	沿右胸骨旁线
2～5岁	左乳线外1cm	右胸骨旁线与右胸骨线之间
5～12岁	左乳线上或乳线内0.5～1cm	接近右胸骨线
>12岁	左乳线内0.5～1cm	右胸骨线

（4）听诊：由于小儿心率较快，听诊者应仔细区分第一、二心音。小婴儿心尖区第一、二心音响度几乎相等，肺动脉瓣区第二音比主动脉瓣区第二音为响（$P_2 > A_2$）。除了注意心音强弱外，还应注意节律，是否有期前收缩，其频度如何。由于婴儿以先天性心脏病为多见，故听诊重点位置应在胸骨左缘；先用膜型胸件紧贴胸壁分别沿胸骨左缘听诊第2、3、4肋间隙，以及主动脉瓣区、二尖瓣区、三尖瓣区。如闻及杂音，应注意性质、响度、与心动周期的关系、是否广泛传导等。然后再用钟形胸件按同样顺序进行听诊。

3.肺脏

（1）望诊：观察胸廓活动度和对称性，注意呼吸频率、节律和呼吸方式。小儿以腹式呼吸占优势。

（2）触诊：将双手分别对称地放在胸壁两侧，当小儿啼哭或发音时，判断两侧语颤强度是否相等。

(3)叩诊:用直接叩诊法(即用1~2个手指直接叩击胸壁),从上到下、从外向里、双侧对称地叩诊双肺野。正常叩诊为清音,婴儿胸壁较薄,叩诊音相对较成人更明显,不要误认为是过清音。如出现浊音、实音和过清音为异常叩诊音。肩胛骨上叩诊无意义;左侧第3、4肋间处靠近心脏,叩诊音较右侧对称部位稍浊;右侧腋下部因受肝脏的影响,叩诊音稍浊;左腋前线下方有胃泡,叩诊时产生过清音,检查时应予注意。

(4)听诊:从上到下、从外向里,分别听诊前肺野和后肺野,注意双侧对比。由于婴儿胸壁薄,呼吸音较成人稍粗,几乎均为支气管肺泡呼吸音,甚至有时出现支气管呼吸音,不应视为异常。小儿哭闹时影响听诊,可在啼哭时深吸气末进行听诊。听诊应特别注意双侧肺底、腋下和肩胛间区,这些部分较容易听到湿啰音,有助于肺炎(pneumonia)的早期诊断。

(八)腹部

(1)望诊:观察腹部皮肤,注意腹部外形。正常婴儿卧位时,腹部较胸部高。注意有无胃肠蠕动波、脐部分泌物、腹壁静脉扩张。

(2)触诊:触诊腹部时,从左下腹开始,按逆时针方向,先浅后深地触诊全腹部。注意肝、脾大小及质地,有无包块;通过观察小儿面部表情判断有无压痛,注意检查麦氏点有无压痛和反跳痛。正常婴儿肝脏肋下可触及1~2cm,脾脏肋下偶可触及,质地柔软、表面光滑、边缘锐利。最后触诊双侧肾脏。婴儿哭闹时影响腹部触诊,故可哺以母乳或吸吮奶头使其保持安静。

(3)叩诊:从左下腹开始按逆时针方向叩诊全腹部,正常为鼓音。然后在右锁骨中线上叩诊肝脏上、下界,左剑突下叩诊肝脏浊音界。最后检查肝脏叩击痛。如疑有腹水,应检查移动性浊音。

(4)听诊:用膜式听诊器听诊肠鸣音至少1分钟,如未闻及肠鸣音,应听诊5分钟。注意频率(正常每分钟3~5次)、强度、音调。婴儿因肠壁较薄,有时可闻及活跃的肠鸣音。如疑有血管疾病,应用钟式听诊器听血管杂音,听诊主动脉杂音的位置在剑下与脐之间的中点。

(九)脊柱和四肢

1.脊柱

望诊:观察脊柱的形态,注意有无畸形,如脊柱前、后、侧凸和脑脊膜膨出。触诊:从上到下触诊棘突有无压痛。

2.四肢

望诊:分别观察上肢和下肢的对称性,注意畸形,如手镯、多指(趾)、手(足)蹼和小指弯曲、杵状指(趾)、O形腿、X形腿、踝内翻、踝外翻、肌肉外形(萎缩或假性肥大)、关节肿胀、皮疹、水肿等,指压胫前和脚背检查凹陷性水肿。触诊:分别触诊肩、肘、腕、掌、髋、膝、踝、指(趾)关节有无压痛。同时被动检查上述各关节运动。检查四肢肌力及肌张力。如疑有血管疾病,应触诊股动脉、腘动脉和足背动脉。

(十)外生殖器

充分暴露检查部位,观察外生殖器的发育,注意有无畸形、水肿、溃疡、损伤和感染的征象。观察阴毛是否出现,此为性征发育的证据之一。

(1)男性检查阴茎,用拇指和食指上翻包皮、注意有无包皮过长或包茎和尿道下裂;检查尿道口有无红肿和渗出;观察阴囊有无肿大,如有肿大应做透光试验:以不透光的纸片卷成圆筒,一端置于肿大部位,另一端以手电照射,被遮处阴囊如为橙红色、半透明状,多为睾丸鞘膜积液(hydrocele of tunica vaginalis),如不透明多为睾丸肿瘤或腹股沟斜疝(indirect inguinal hernia);触诊双侧睾丸是否下降,如未下降至阴囊内,应通过腹股沟外环检查是否在腹股沟管内。

(2)女性检查阴蒂、阴道前庭和尿道口,分开小阴唇、暴露前庭,检查有无红肿,尿道口和阴道口有无分泌物。检查处女膜有无闭锁及损伤,小阴唇有无粘连。一般不做阴道检查。如病情需要应请妇科专家会诊。

(十一)肛门、直肠

望诊肛门会阴区,注意有无出血、分泌物、红肿及直肠脱垂或外痔等。用左手拇指和食指轻轻分开臀沟,暴露整个肛门,观察有无瘘管和肛裂。必要时做直肠指诊,具体方法:检查者戴好手套,在小指上涂以少量液状石蜡,将小指轻轻加压于肛门括约肌数秒钟,让其松弛后,轻轻地插入肛门,再以旋转动作渐向直肠深入,注意直肠有无结节、息肉,有无触痛,再以旋转方式退出肛门,观察指套上有无血液、脓液,有大便则送常规检查。

(十二)神经系统

(1)浅反射腹壁反射和提睾反射(4个月以下婴儿可为阴性)。

(2)深反射肱二头肌反射和膝腱反射。

(3)病理反射巴氏征(2岁以下小儿,该反射可为阳性,但如单侧阳性则有一定临床意义)。另外尚需检查脑膜刺激征:颈强直、布氏征、克氏征等,方法同成人体检。

由于小儿难于合作,神经系统检查一般仅作以上要求。如疑有神经系统疾病,应做全面详细的神经系统专科检查。

三、新生儿产房内体格检查内容和方法

新生儿生后在产房内初次体格检查的重点是:①Apgar评分;②是否存在先天畸形;③妊娠期或分娩时因临床需要用的一些药物对新生儿的影响程度;④是否存在感染或代谢性疾病的征象。具体内容为:

(一)Apgar评分

应在生后1分钟进行,可判断新生儿有无窒息,以及时进行复苏处理,通常由产科医师或助产士进行评估(表1-2)。正常为8~10分,4~7分为轻度窒息,0~3分为重度窒息。1分钟评分异常者,经复苏处理后,应在5分钟再评。

表1-2 新生儿Apgar评分项目及标准

体征	0分	1分	2分
皮肤颜色	青紫或苍白	躯干红,四肢青紫	全身红润
心率(次/分)	无	<100	>100
插鼻管反应	无反应	有些动作如皱眉	啼哭或打喷嚏
肌张力	松弛	四肢略屈曲	四肢自主活动
呼吸	无	慢、不规则	正常、哭声响亮

（二）一般情况

首先观察呼吸（正常、浅表或不规则），有否缺氧情况。皮肤是否有瘀点、皮疹、产伤、黄疸。

（三）体重

正常出生体重为 2500～1000g。＜2500g 为低出生体重儿（low birth weight infant）；＜1500g 为极低体重儿（very low bmh weight infant）；＞4000g 为巨大儿（:macrosomicinfant）。

（四）头颅及五官

注意产瘤（头皮隆起、肿胀、柔软提示产瘤，见于头吸助产者）、头颅血肿（肿胀不超过颅缝，通常在生后第 2 天出现）；双眼位置是否正常、鼻孔有无堵塞、是否有唇裂或腭裂。

（五）胸部

外形是否正常，有无吸气性凹陷。听诊呼吸音是否对称、气道是否通畅。

（六）心血管系统

注意心率、心音是否规则、有无杂音、心尖冲动位置是否正常，股动脉搏动是否易触及。

（七）腹部

观察腹部外形是否正常，有无腹胀或舟状腹，触诊肝脾大小以及腹部肿块。

（八）泌尿生殖系统

男性：检查两侧睾丸是否下降，有无尿道下裂，触摸腹股沟有无肿块。女性：有无处女膜鼓出（常提示闭锁）。

（九）背部

注意脊柱有无畸形或缺损，肛门开口是否存在。

（十）神经系统

注意是否处于觉醒状态、哭声是否响亮而婉转、四肢肌张力如何、四肢运动是否对称。检查重要的生理反射：拥抱反射、握持反射、觅食反射、吸吮反射等，检查双侧巴氏征。

四、新生儿全面体格检查内容和方法

（一）一般情况

观察外貌，注意神志、反应、发育和营养以及仰卧位时的体位。正常新生儿哭声响亮，对声、光、疼痛等刺激有良好的反应。足月新生儿胎毛少，耳壳软骨发育良好，乳晕清楚，乳头突起，乳房可摸到结节，四肢屈曲，整个足底有较深的足纹。男婴睾丸下降，女婴大阴唇遮盖小阴唇。营养状况可根据体重和皮下脂肪评估。对所有新生儿都应进行胎龄评估。

（二）一般测量

1.测量体温

首次测温常采用肛表，可排除无肛或直肠闭锁。

2.触诊脉搏（桡动脉或足背动脉）

至少 60 秒。安静状态下，新生儿正常脉搏为 120～140 次/分。

3.测量呼吸频率

观察 30 秒钟内腹部起伏的次数，正常呼吸频率为 40～45 次/分，但初生几个小时内可更快。新生儿呼吸有时有 5～10 秒短暂停顿，属正常。如呼吸停止 20 秒以上伴心率减慢（＜100 次/分）或发绀为呼吸暂停，必须紧急处理。

4.测血压

可应用监听式超声多普勒诊断仪或简易潮红法测量。

5.测量体重

出生体重要求在生后 1 小时内测量。

6.测量身长

7.测量头围

8.测量胸围

根据体重和胎龄判断是否属于小于胎龄儿或大于胎龄儿。

（三）皮肤和淋巴结

新生儿皮肤红润,应注意全身皮肤有无黄疸、青紫、苍白、皮疹、瘀点、瘀斑、皮下坏疽、深部脓肿和颈部、腋下和腹股沟部位的糜烂。鼻部粟粒疹和胎记应视为正常。新生儿浅表淋巴结不易触及,但约 1/3 新生儿可在颈、腋下和腹股沟触到淋巴结,直径不超过 1cm。

（四）头颈部

1.头颅

观察有无水肿、血肿、产伤和脑膨出。有头皮水肿者应注意是否同时伴有头颅血肿,后者常在生后 2～3 天较明显,范围不超过颅缝。触摸颅缝,包括额缝、冠状缝、矢状缝和人字缝,注意有无颅缝重叠或颅缝分开,颅缝活动度如何。触诊颅骨是否有软化或缺损,颅骨软化多见于过期产儿或未成熟儿,生后数周消失。检查前囟的大小和张力,前囟过大由骨化延迟所致,可由甲状腺功能低下、21-三体综合征、宫内营养不良、先天性佝偻病、骨生成不良等原因引起。

2.眼

让新生儿自然睁眼,如遇哭闹或闭眼,可轻摇小儿头部。观察新生儿眼球随光源或检查者运动可粗略估计视力。观察眼裂的大小,双眼的距离,有无斜视、结膜充血、巩膜黄疸、角膜混浊、分泌物。瞳孔大小及对称性,对光反射。

3.耳

检查耳郭位置、外形及对称性,注意有无先天性畸形,如耳前赘生物、窦道、脂肪瘤等;观察耳道处有无脓性分泌物。观察新生儿对声音刺激的反应（如眨眼或四肢的活动）可粗略估计听力。

4.鼻

观察鼻的外形,注意有无畸形、鼻翼扇动、渗出物、呼吸受阻（张口呼吸）。

5.口

检查有无唇裂、胎生牙、鹅口疮、溃疡、腭裂。检查舌的大小、位置和咽部。

6.颈

仰卧位时,新生儿颈部不易观察,可用一手托起背部,让头稍下垂,使颈部充分暴露。检查颈部异常情况,如包块、斜颈、颈蹼和运动受限等。颈蹼见于 Tuner 综合征和 Noonan 综合征,斜颈常继发于胸锁乳突肌肿块,囊性水瘤是新生儿最常见的颈部肿块。坐位时检查颈部肌力:握住婴儿双肩部,让其从卧位到坐位,正常婴儿头、颈和躯干应在一条线上保持 1 秒钟以上。触诊气管位置是否居中以及锁骨有无骨折。

（五）胸部

1.望诊

观察胸廓有无畸形,新生儿呈桶状胸。注意呼吸运动是否对称、有无凹陷、呼吸频率及呼吸类型是否正常。有些新生儿在啼哭时可见胸廓轻度凹陷,如不伴有呻吟,也属正常。另外,正常新生儿受来自母体雌激素的影响可出现乳房增大、乳汁分泌和乳晕色素沉着,属暂时性生理现象。

2.触诊

用单指触摸心尖冲动位置,正常新生儿偶可触及心前区搏动,如位置异常,可能提示有气胸、膈疝或心脏转位等情况。疑有心脏疾病时,应注意触诊胸骨左缘第 2、3、4 肋间隙、主动脉瓣区和心尖区是否有震颤。

3.叩诊

对称性叩诊双肺前、后和侧面;用中指在第 4 肋间隙左乳线外 2cm 开始由外向内直接叩诊心脏相对浊音界。新生儿心界叩诊准确度较差。

4.听诊

对称性听诊双肺前、后和侧面,新生儿胸壁较薄,故呼吸音较成人强,多是支气管呼吸音。如出生时无呼吸困难的表现而闻及少量湿性啰音,应视为正常。听诊心脏:同婴幼儿,包括胸骨左缘第 2、3、4 肋间隙,主动脉瓣区,二尖瓣区和三尖瓣区,仔细听诊心率、节律、杂音等内容。新生儿正常心率为 120～140 次/分,可有短时减慢或加快。有时心率可＜100 次/分,但刺激后可加快,仍属正常。新生儿早期出现心脏杂音的临床意义不是很大。如出生后 1～2 天闻及心脏杂音,接着即消失,常为动脉导管关闭过程,不应视为先天性心脏病。有时严重先天性心脏病可无杂音,如大血管错位。如心脏杂音很响,则应引起注意。应注意右胸部的听诊,以免遗漏右位心的诊断。检查心脏时,应同时检查毛细血管充盈及周围脉搏情况。股动脉搏动减弱提示有主动脉缩窄可能,水冲脉见于动脉导管未闭。

（六）腹部

1.望诊

观察腹部外形和对称性、肠蠕动波、脐带脱落、脐疝、脐部渗出物和性质、脐轮红肿。

2.触诊

轻柔触诊全腹部,注意有无包块。由于新生儿腹壁较薄,浅触诊即可触及肝脏和脾脏,肝脏在右肋下 2cm,脾脏在左肋下 1cm 处触及均应视为正常。

3.叩诊

叩诊全腹部。

4.听诊

听诊腹部,注意肠鸣音是否活跃或减弱。

（七）脊柱和四肢

(1)检查有无脑脊膜膨出,四肢有无畸形,如多指(趾)等。四肢活动是否对称。腰骶部皮肤是否有窦道或凹陷等。

(2)检查上肢肌张力(前臂回缩):新生儿于仰卧位,检查者用手拉直自然弯曲的前臂,然后放手,若新生儿前臂立刻回复到先前弯曲的位置,即为正常。

（3）检查下肢肌张力(腘窝角):新生儿于仰卧位,其骶骨接触检查台面,髋关节屈曲,检查者一手握住新生儿的两小腿,上提并测量大腿与小腿之间的角度(腘窝角),正常为 80°～90°。

（八）外生殖器

观察外生殖器的发育,注意有无畸形、肿胀、损伤或感染。男性:检查有无包茎和尿道下裂,睾丸是否下降,阴囊有无肿大。女性:观察大、小阴唇,大阴唇应遮盖小阴唇。检查处女膜有无畸形和损伤,阴道前庭有无分泌物。

（九）肛门

检查肛门和肛周围区,注意有无肛门闭锁、肛瘘、肛裂或肛周脓肿。

（十）神经系统

新生儿的体位和肌张力前已述及。肌力可通过观察对称性的自主运动来评估。肌力与肌张力有关。新生儿神经系统检查重点如下:

1. 觅食反射

当刺激颊部时引出该反射,婴儿张嘴转向刺激方向。

2. 吸吮反射

当奶头放入口腔内即引出该反射,出现吸吮动作。

3. 握持反射

当检查者将手指触及婴儿手掌时,婴儿即握住检查者手指。

4. 拥抱反射

将婴儿仰卧在检查台,头部伸出台边并用手托住,然后将婴儿头部突然下降几个厘米,新生儿会出现躯干伸直,双上肢对称性外展,手指张开,双腿轻微屈曲,然后双上肢收回胸前呈现拥抱动作。

5. 不对称颈紧张反射

迅速将仰卧的婴儿头转向一侧,此时面部所向一侧的手臂和小腿即展开,另一侧的臂腿呈现屈曲状态。

6. 踏步反射

将婴儿扶为直立位,并让足底接触检查台面,身体略向前倾,此时表现踏步动作。

第二章　儿科疾病的诊断步骤与思路

疾病治疗的效果,主要取决于诊断的正确性和及时性。诊断错误或时间上的延误均可导致不可逆的严重后果。虽然有些疾病尚无有效的治疗手段,但正确的诊断仍很重要,因为它是判断预后的根据。与成人相同,儿科疾病的诊断包括收集临床资料;整理分析资料,提出初步诊断;进一步临床观察验证诊断三个步骤。由于儿科学涉及内容多、范围广,儿童在解剖、生理、生化、病理、免疫、营养代谢等方面都与成人有很大的不同,且各不同年龄期的儿童又存在较大的差异,其疾病的种类以及临床表现均有其特殊性,故作为儿科医生应具备较全面系统的医学知识、正确的逻辑思维方法和高度负责的工作态度。

第一节　收集临床资料

临床资料包括病史、体格检查和辅助检查三个方面。在收集临床资料的过程中,必须做到全面、客观、详细和准确。资料片面不完整常导致漏诊,而带有主观性的或错误的临床信息常使临床思维误入歧途,造成误诊。住院病人要求全面的病史和体检资料,而对门诊病人可针对主诉突出重点进行体格检查。

(一)采集病史

病史是疾病发生发展过程中一系列主观和客观感觉的表述,是临床资料中最基础、最根本的部分。小儿大多数不能正确叙述病情,多由其监护人代述,这与成人自述的感觉有所不同。由于监护人的身份、文化程度、与患儿之间的关系以及对疾病的关心程度不同,使得病史的客观性与可靠性均与实际情况存在一定的差距,这在诊断过程中必须有所考虑。医生除全面系统的听取供史者的叙述外,还应巧妙地从正面、侧面不同角度提出各种问题,尽可能详细地了解每一临床现象发生的细节,必要时可反复询问,或向不同的接触者多方面询问。其次,询问应讲究方式方法,如对一个小婴儿了解是否有腹痛,应询问患儿是否有食欲不佳、突然发作性哭闹伴双腿屈向腹部,或家长触其腹部是否有啼哭等情况。又如1~2岁婴儿咽炎时常不会叙述咽痛,但家长可能会观察到患儿有流涎、拒绝进食固体食物并有口腔异味。另外,家长表述的症状或体征并不一定准确,要注意引证核实。如主诉为发热,一定要询问具体温度及测量部位。又如家长表述其1岁的婴儿有气促,要询问每分钟呼吸频率,是否伴有喘鸣声。有时症状的核实有一定的困难,需要医生亲自观察才能确定,如新生儿轻微型惊厥。

(二)体格检查

体格检查应全面,不要遗漏体征,但要有重点。可根据病史问诊的线索对涉及的器官系统详细检查,同时还应注意重要的阴性体征。如患儿主诉为咳嗽,则胸部的望、触、叩、听检查应为重点,要注意观察是否有气促、呼吸困难,两肺呼吸音是否对称,是否有啰音或哮鸣音等。体格检查的准确性和完整性与医生的临床经验和负责精神密切相关。小儿在医院与医护人员接触时,多带有恐惧心理,往往不合作,使体格检查不能按正常顺序进行,容易遗忘体检项目。剧烈的哭闹直接妨碍心肺听诊和腹部触诊的进行,这要求儿科医生有一定的耐心,根据患儿的状态必要时应再次重复,如趁患儿睡眠或哺乳时检查。另外,在小儿体检时要考虑年龄及发育因素而采取不同的方法,如新生儿的视敏度低、视力弱、注视距离近,如欲检查光视觉反应,光源刺激的距离就应比幼儿近,这样才可能得出正确的结论。体格检查结果的判断标准也因年龄而异,如觅食反射阳性在 1 个月的婴儿属正常,但出现在 1 岁的婴儿属异常,提示中枢神经系统存在病变。

作为儿科医生还应特别强调望诊。在一见到病人的瞬间还未正式接触交谈时就应注意患儿的总体情况,如精神、面色、眼神等,这对判断病情程度有很大帮助,可对病史起补充作用。

(三)辅助检查

辅助检查包括实验室检查和器械检查。现代医学诊断技术的发展已使临床各项辅助检查项目日趋多样和完善,使之成为临床诊断不可或缺的重要手段。但任何病例都应根据病史和体格检查结果进行初步分析,然后有目的、针对性地提出必要的检查项目。辅助检查主要用于支持诊断假设或因鉴别诊断需要而排除某些疾病。应避免盲目筛查式的进行过多的实验室检查,以减轻患儿的痛苦及家庭经济负担。检查项目的选择应遵循从一般到特殊,从简单到复杂,从主要到次要的顺序逐步进行。尤其是一些创伤性或可能给病儿带来痛苦的项目,应采取慎重态度,事先统筹安排。如多次重复抽血会增加患儿痛苦,并易使患儿产生恐惧、抵触性情绪,不利于治疗措施的实施及疾病的康复。对一些创伤较大或可能发生并发症的检查项目在万不得已时才选用,应事先征得家属的同意并书面签字。

第二节　临床资料的整理和分析

(一)资料归纳

将病史问诊、体格检查和各项辅助检查的结果进行整理,去粗存精,有条理、系统地进行归类并列出条目。要求有高度的概括性,围绕主诉、突出重点,将主要症状的特点、体格检查阳性发现及重要的阴性体征、实验室检查的异常结果列出条目。以下是一病例临床归纳的特点:

(1)男性,1 岁。

(2)持续发热 2 周伴不规则皮疹。

(3)咽充血,双侧扁桃体Ⅱ度肿大。

(4)颈部浅表淋巴结轻度肿大。

(5)肝中度肿大,脾轻度肿大。

(6)外周血象白细胞总数正常,以淋巴细胞为主,轻度贫血,血小板计数正常,尿常规正常。

(7)一般情况可,无头痛呕吐,无咳嗽气急,无腹痛、腹泻,无尿频、尿急、尿痛。

(二)资料分析与提出初步诊断

在对临床资料进行归纳的基础上,结合病例特点进行分析判断,提出能解释临床问题的假设,即初步诊断。临床资料的分析是一个鉴别诊断的过程,属临床逻辑思维的范畴。实际上,临床逻辑思维贯穿于疾病诊断的全过程。一个有经验的儿科医生在听到主诉后,有时甚至刚看见病儿还没开始问诊前,就可能有一个初步的印象,大致是什么方面的问题,这就是临床思维的开始。而这个初步印象会在接下来的问诊、体格检查过程中起一定的导向作用。提出诊断结论所需时间可长可短,有些病例病程短、临床表现典型、资料齐全,很快即可做出诊断;而有些病例病程长、反复多、临床表现不典型、涉及多个系统、病情复杂,短期内不一定能得出诊断结论。

无论是简单还是复杂病例,都必须严格进行鉴别诊断,可以说临床思维的中心问题即为鉴别诊断。对复杂病例常选取一至两条最重要、最客观又最便于进行类比判别的临床表现,逐步对照病因进行分析,列举相似点,不支持或不明确之处,最后提出可能的诊断。以此为基础,进一步收集临床资料如辅助检查,尤其是一些具有特异性诊断价值的项目,以确诊或排除。在儿科疾病诊断的临床思维过程中,具体还应注意下列问题:

1.首先考虑

常见病儿科疾病谱中,先天性、遗传性和感染性疾病占较大比例,在诊断时应首先考虑。如遇发热待查患儿,病因有很多,如感染、结缔组织病、恶性肿瘤及血液病、变态反应性疾病、体温中枢病变或调节失常、组织破坏与吸收、代谢和内分泌失调等。但婴幼儿由于免疫功能低下,以感染性疾病最为常见,故诊断思路应首先想到感染性疾病。在病原方面,也应多考虑常见的细菌或病毒,其次再考虑支原体、衣原体、真菌、寄生虫。然后通过一系列的实验室检查,如外周血象、C-反应蛋白、血培养、血清学检查、分子生物学等方法来证实推断。如有关感染的检查均不支持感染可能,再考虑其他非感染性原因。

2.考虑年龄特点

不同年龄阶段诊断的侧重面也不同。如惊厥是儿科的常见症状之一,如果发生于新生儿,首先考虑围生期因素或代谢异常,如缺氧缺血性脑病、颅内出血、低血糖、低血钙等。如果发生于小婴儿,首先考虑颅内感染、热性惊厥等。如果是较大儿童,多考虑脑炎、癫痫等。

3.切忌生搬硬套

有些疾病缺乏特异性的实验室检查,而依靠一些非特异性的临床及辅助检查指标来进行诊断。一定要排除相关的疾病后才能诊断,如仅仅看有几条符合诊断标准很容易造成误诊。

4.重视典型临床表现的积累

有些疾病凭外观直觉就立即能做出诊断,如21-三体综合征有特殊的面容,过敏性紫癜有典型的皮肤表现;另外可以通过关联思维来获得诊断,如新生儿有阴茎短小并伴有低血糖,很容易想到先天性垂体功能低下的诊断。但前提是对这些特征非常熟悉,故在平时的工作中要重视典型临床表现的积累。

5.运用临床逻辑运算

所谓的临床逻辑运算是一种计算机科学的产物。它将关键的临床表现和辅助检查按顺序及逻辑关系进行排列,形成流程表。对每个步骤进行"是"或"非"判别后再进入下一个步骤,最后得出诊断结论。一些症状或体征已被编制成逻辑运算表,但并非所有的疾病都可采用此方法,因为临床上有时往往不能明确地以"是"或"非"来回答一些问题,所以它不能完全取代临床思维。

6.注意诊断的全面性及完整性诊断必须全面

完整的诊断应包括主要诊断：系统器官定位（肺、肝）、性质（炎症、出血）、病程（如急性、慢性）、可能的病原（细菌性、支原体）、病理（如支气管肺炎、大叶性肺炎）、病情程度（轻、重）以及并发症（脓胸、气胸）、功能诊断（如呼吸衰竭）等。有时还有次要诊断如贫血、血小板减少症等，都应完整列出。

7.重视专业会诊

现代临床医学的发展，使分支专业越来越多，就是儿科学下面也有许多分支专业，各学科专业知识信息量的增加也相当惊人。医生的临床知识往往有不同的侧重面，由于时间限制，也不可能面面俱到。故对一些长时间没能明确诊断的疑难病例，可请其他相关专业的医生会诊，共同讨论，有助于开阔诊断思路、明确诊断。

第三节　临床观察验证诊断

通过资料收集、归纳、临床思维分析得出诊断结论后，并不一定意味着诊断确立，有时还需经临床观察验证才能最后确认。根据诊断开始治疗后，仍然要考虑有没有其他可能性存在，要根据实际情况随时对诊断进行修正，而不是认定初步诊断不放。因为疾病的发生发展与典型临床表现的出现有一个过程，如一些急性传染病的早期临床表现常与普通上呼吸道感染相似，以后才出现典型表现。有些情况下，虽然做了许多检查，但仍得不出确切诊断，只能根据可能性大小排列出几种可能诊断，这些更应通过临床观察（包括治疗效果）来验证当初诊断的正确性。

总之，临床情况千变万化、错综复杂，儿科作为一个特殊的专业，诊断过程有其特殊性，但关键是要有正确的Ⅰ临床思维能力。作为一个儿科医生，必须具有宽广的基础理论知识、扎实的临床专业技能、良好的临床思维和很强的责任心，才能尽可能地减少临床误诊。

第三章　新生儿期疾病

第一节　新生儿黄疸

黄疸（jaundice）为一种重要的临床症状，是由于体内胆红素的增高引起皮肤、黏膜或其他器官黄染的现象。成人血清胆红素＞$34\mu mol/L$（2mg/dl）时，巩膜和皮肤可见黄染。新生儿由于毛细血管丰富，胆红素＞$85\mu mol/L$（5mg/dl）时才出现皮肤黄染。婴幼儿和成人若出现黄疸是病理表现，而新生儿出现黄疸则分生理性黄疸和病理性黄疸。

一、生理性黄疸

新生儿生理性黄疸（physiological jaundice）是单纯由新生儿胆红素代谢的特点所致而无各种致病因素的存在，除黄疸外无临床症状，肝功能正常，血清未结合胆红素的增加在一定范围以内。但由于有些极低出生体重儿在胆红素水平不甚高的情况下仍有可能发生胆红素脑病，因而此情况下不能认为仅仅是生理性的；而且，生理性黄疸和病理性黄疸在某些情况下难以截然分开，故有人建议将生理性黄疸改为发育性高胆红素血症，也有人认为应命名为"新生儿暂时性黄疸"。

有$50\%\sim60\%$的足月儿和80%的早产儿出现生理性黄疸，一般于生后$2\sim3$天出现，$4\sim5$天达高峰，足月儿于生后$7\sim10$天消退，早产儿可延续到$2\sim4$周。传统的诊断标准为足月儿血清胆红素不超过$220.6\mu mol/L$（12.9mg/dl），早产儿不超过$255\mu mol/L$（15mg/dl）。事实上，对于早产儿这一标准只是意味着早产儿胆红素水平明显较高，由于早产儿血脑屏障等发育不成熟，即使胆红素水平较低，也与胆红素脑病有较高的相关性。近年来，国内外许多学者通过大量的临床研究和调查，认识到生理性黄疸的程度受许多因素的影响，不仅有个体差异，也与种族、地区、遗传、性别、喂养方式等有关。东方人比西方人高，美国印第安人比白种人要高。我国有不同地区的学者通过对正常新生儿血清胆红素水平的动态监测，证实我国正常新生儿生理性黄疸时其血清胆红素峰值高于传统的诊断水平，故需要进行更大样本的前瞻性研究，才能得出我国新生儿生理性黄疸的诊断标准。

生理性黄疸的发生与新生儿胆红素代谢的特点有关：

1.胆红素产生增加

新生儿红细胞容积相对大而寿命短，如出生前后血氧分压的改变使红细胞过剩，加上出生后的髓外造血灶的吸收，都可造成胆红素的增加。

2.血清蛋白联结运送不足

新生儿刚出生后存在或多或少的酸中毒，故常显示胆红素与清蛋白的联结不足，特别是早产儿清蛋白水平偏低，如用药不当，医源性地加入了争夺清蛋白的物质，使胆红素运送受阻。

3.肝脏的处理能力不足

新生儿出生不久其肝内 y、z 蛋白极微,故对胆红素的摄取能力不足。喂养延迟、呕吐等引起葡萄糖不足均可影响胆红素的结合。在肝内胆红素与葡萄糖醛酸结合的过程中一系列酶均需能量与氧气,若新生儿产时或产后缺氧、寒冷损伤、酸中毒以及感染时产生毒素等情况发生,则酶功能受抑制。特别是起重要作用的葡萄糖醛酸转移酶在刚出生新生儿的肝内含量甚低,因而造成对胆红素的处理不良。

4.肝肠循环负荷较大

刚出生新生儿因肠内葡萄糖醛酸苷酶的作用,使结合胆红素水解成未结合胆红素在肠腔内被重新吸收。新生儿每天形成胆红素约 20mg,若胎粪排出延迟则胆红素的肝肠循环负荷增加。

生理性黄疸不需特殊处理,适当提早喂养、供给葡萄糖可使生理性黄疸有所减轻。

二、病理性黄疸

新生儿病理性黄疸是新生儿早期除胆红素代谢的特点外,同时有使黄疸加重的疾病或致病因素存在。当血清胆红素超过生理性黄疸的水平,临床诊断为高胆红素血症(高胆)。但广义的病理性黄疸还包括已过生理性黄疸时期而血清胆红素仍超过正常水平者。部分病理性黄疸可致中枢神经系统受损,产生胆红素脑病。我国新生儿高胆的发病率各家报道不一,为 9.1%～50.0%,甚至更高。1997 年,徐放生等统计 164 所医院共收治患病新生儿 39621 例,其中黄疸患儿 13918 例,占患病新生儿总数的 35.13%;高胆红素血症患儿共收治 10365 例,占患病新生儿总数的 26.16%,黄疸患儿的 74.47%;发生胆红素脑病 216 例,为高胆患儿的 2.08%。新生儿黄疸有下列情况之一时要考虑病理性黄疸:①生后 24 小时内出现黄疸,血清胆红素＞ $102\mu mol/L(6mg/dl)$;②足月儿血清胆红素＞$220.6\mu mol/L(12.9mg/dl)$,早产儿＞$255\mu mol/L$ $(15mg/dl)$;③血清结合胆红素＞$34\mu mol/L(2mg/dl)$;④血清胆红素每天上升＞$85\mu mol/L$ $(5mg/dl)$;⑤黄疸持续时间较长,超过 2～4 周,或进行性加重。

新生儿病理性黄疸按发病机制可分为红细胞破坏增多(溶血性、肝前性)、肝脏胆红素代谢功能低下(肝细胞性)和胆汁排出障碍(梗阻性、肝后性)三类。按实验室测定总胆红素和结合胆红素浓度的增高程度可分为高未结合胆红素血症和高结合胆红素血症,如两者同时存在则称混合性高胆红素血症。

(一)高未结合胆红素血症

引起的原因有:①胆红素产生过多:如母婴血型不合、遗传性球形红细胞增多症、红细胞酶的缺陷(如 G-6-PD、丙酮酸激酶、己糖激酶等)、血管外溶血、红细胞增多症等;②肝细胞摄取和结合低下:如肝脏酶系统功能不全引起的黄疸、甲状腺功能低下、进食减少等;③肠-肝循环增加:如胎粪排出延迟等。

1.新生儿溶血

病因母子血型不合而引起的同族免疫性溶血称为新生儿溶血病。临床上以 Rh 及 ABO 系统不合引起溶血者多见。Rh 系统血型不合的溶血病以 D 因子不合者多见,此病一般在第 2 胎以后发生,但若 Rh 阴性妇女在孕前曾接受 Rh 阳性的输血,则第一胎新生儿也可以发病。ABO 血型不合者较 Rh 不合多见,大多数母亲为 O 型,子为 A 或 B 型,本病可见于第一胎,可能因其母孕前已受其他原因的刺激,如寄生虫感染,注射伤寒疫苗、破伤风或白喉抗毒素等,均可使机体发生初发免疫反应,当怀孕时再次刺激机体产生免疫抗体,即可通过胎盘进入胎儿引起溶血。

2.母乳性黄疸

其特征为新生儿以母乳喂养后不久即出现黄疸,可持续数周到数月,而其他方面正常。20世纪60年代,文献报道发生率为1‰～2‰,随着对母乳性黄疸的认识的提高,从20世纪80年代报道的发生率有逐年上升的趋势。分为早发型(母乳喂养性黄疸)和晚发型(母乳性黄疸)。其发生的原因目前认为主要是因为新生儿胆红素代谢的肠-肝循环增加有关。

早发型母乳喂养性黄疸的预防和处理:鼓励尽早喂奶。喂奶最好在每天10次以上,血清胆红素达到光疗指征时可光疗。晚发型母乳性黄疸,血清胆红素$<257\mu mol/L$(15mg/dl)时不需停母乳;$>257\mu mol/L$(15mg/dl)时暂停母乳3天,$>342\mu mol/L$(20mg/dl)时则加光疗,一般不需用清蛋白或血浆治疗。

(二)高结合胆红素血症

新生儿结合胆红素增高的疾病,其临床均以阻塞性黄疸为特征,即皮肤、巩膜黄染,大便色泽变淡或呈灰白色如油灰状,小便深黄,肝脾大及肝功能损害等,亦称之为肝炎综合征。主要有新生儿肝炎和胆道闭锁。

1.新生儿肝炎

多数为胎儿在宫内由病毒感染所致,国际上所指的CROTCHS或TORCH感染(即巨细胞病毒、风疹病毒、弓形虫、柯萨奇和其他肠道病毒、单纯疱疹和乙肝病毒、HIV以及其他病毒)均可为新生儿肝炎的病因。感染可经胎盘传给胎儿或在通过产道娩出时被感染。常在生后1～3周或更晚出现黄疸,经过一般处理后好转,病程为4～6周。

2.胆道闭锁

其病因尚不清楚,发病率在亚洲比白种人为高,多在生后2周始显黄疸并呈进行性加重,粪色由浅黄转为白色,肝脏进行性增大,边缘硬而光滑;肝功能以结合胆红素升高为主。3个月后可逐渐发展至肝硬化。

3.代谢性疾病

由先天性代谢障碍所引起的一类疾病,部分可以在新生儿期间出现黄疸。

(三)混合性高胆红素

血症感染是引起混合性高胆红素血症的重要原因,细菌和病毒都可引起黄疸。患儿多伴有发热或体温不升、食欲缺乏、呼吸不规则、嗜睡和烦躁不安等症状。如感染伴有溶血,则可出现贫血。治疗主要是积极控制感染,加强支持疗法。

第二节　新生儿窒息

新生儿窒息是指由于产前、产时或产后的各种病因,在生后1分钟内无自主呼吸或未能建立规律呼吸,导致低氧血症和高碳酸血症,若持续存在,可出现代谢性酸中毒。在分娩过程中,胎儿的呼吸和循环系统经历剧烈变化,绝大多数胎儿能够顺利完成这种从子宫内到子宫外环境的转变,从而建立有效的呼吸和循环,保证机体新陈代谢和各器官功能的正常,仅有少数患儿发生窒息。国外文献报道活产婴儿的围生期窒息发生率为 1%～1.5%,而胎龄大于 36 周仅为 5‰。我国多数报道活产婴儿窒息发生率为 5%～10%。

【病因】

窒息的本质是缺氧,凡能造成胎儿或新生儿血氧浓度降低的因素均可引起窒息,一种病因可通过不同途经影响机体,也可多种病因同时作用。新生儿窒息多为产前或产时因素所致,产后因素较少。常见病因如下:

1.孕母因素

①缺氧性疾病:如呼吸衰竭、青紫型先天性心脏病、严重贫血及 CO 中毒等;②障碍胎盘循环的疾病:如充血性心力衰竭、妊娠高血压综合征、慢性肾炎、失血、休克、糖尿病和感染性疾病等;③其他:孕母吸毒、吸烟或被动吸烟、孕母年龄≥35 岁或＜16 岁、多胎妊娠等,其胎儿窒息发生率增高。

2.胎盘异常

如前置胎盘、胎盘早剥和胎盘功能不全等。

3.脐带异常

如脐带受压、过短、过长致绕颈或绕体、脱垂、扭转或打结等。

4.分娩因素

如难产、高位产钳、臀位、胎头吸引不顺利;产程中麻醉药、镇痛药及催产药使用不当等。

5.胎儿因素

①早产儿、小于胎龄儿、巨大儿等;②各种畸形如后鼻孔闭锁、喉蹼、肺膨胀不全、先天性心脏病及宫内感染所致神经系统受损等;③胎粪吸入致使呼吸道阻塞等。

【病理生理】

大多数新生儿生后 2 秒钟开始呼吸,约 5 秒钟啼哭,10 秒钟～1 分钟出现规律呼吸。若由于上述各种病因导致窒息,则出现一系列病理生理变化。

(一)窒息后细胞损伤

缺氧可导致细胞代谢及功能障碍和结构异常甚至死亡,是细胞损伤从可逆到不可逆的演变过程。不同细胞对缺氧的易感性各异,其中脑细胞最敏感,其次是心肌、肝和肾上腺细胞,而纤维、上皮及骨骼肌细胞对缺氧的耐受性较强。

1.可逆性细胞损伤

细胞所需能量主要由线粒体生成的 ATP 供给。缺氧首先是细胞有氧代谢即线粒体内氧化磷酸化发生障碍,使 ATP 产生减少甚至停止。由于能源缺乏,加之缺氧,导致细胞代谢及功能异常:①葡萄糖无氧酵解增强:无氧酵解使葡萄糖和糖原消耗增加,易出现低血糖;同时也使乳酸增多,引起代谢性酸中毒。②细胞水肿:由于 ATP 缺乏,钠泵主动转运障碍,使钠、水潴留。③钙离子内流增加:由于钙泵主动转运的障碍,使钙向细胞内流动增多。④核蛋白脱落:由于核蛋白从粗面内质网脱落,使蛋白和酶等物质的合成减少。本阶段如能恢复血流灌注和供氧,上述变化可恢复,一般不留后遗症。

2.不可逆性细胞损伤

若窒息持续存在或严重缺氧,将导致不可逆性细胞损伤:①严重的线粒体形态和功能异常:不能进行氧化磷酸化、ATP 产生障碍,线粒体产能过程中断;②细胞膜严重损伤:丧失其屏障和转运功能;③溶酶体破裂:由于溶酶体膜损伤,溶酶体酶扩散到细胞质中,消化细胞内各种成分(自溶)。此阶段即使恢复血流灌注和供氧,上述变化亦不可完全恢复。存活者多遗留不同程度的后遗症。

3.血流再灌注损伤

复苏后,由于血流再灌注可导致细胞内钙超载和氧自由基增加,从而引起细胞的进一步损伤。

(二)窒息发展过程

1.原发性呼吸暂停

当胎儿或新生儿发生低氧血症、高碳酸血症和代谢性酸中毒时,由于儿茶酚胺分泌增加,呼吸和心率增快,机体血流重新分布即选择性血管收缩,使次要的组织和器官(如肺、肠、肾、肌肉、皮肤等)血流量减少,而主要的生命器官(如脑、心肌、肾上腺)的血流量增多,血压增高,心排血量增加。如低氧血症和酸中毒持续存在则出现呼吸停止,称为原发性呼吸暂停。此时肌张力存在,血压仍高,循环尚好,但发绀加重,伴有心率减慢。在此阶段若病因解除,经过清理呼吸道和物理刺激即可恢复自主呼吸。

2.继发性呼吸暂停

若病因未解除,低氧血症持续存在,肺、肠、肾、肌肉和皮肤等血流量严重减少,脑、心肌和肾上腺的血流量也减少,可导致机体各器官功能和形态损伤,如脑和心肌损伤、休克、应激性溃疡等。在原发性呼吸暂停后出现几次喘息样呼吸,继而出现呼吸停止,即所谓的继发性呼吸暂停。此时肌张力消失,苍白,心率和血压持续下降,出现心力衰竭及休克等。此阶段对清理呼吸道和物理刺激无反应,需正压通气方可恢复自主呼吸。否则将死亡,存活者可留有后遗症。

窒息是从原发性呼吸暂停到继发性呼吸暂停的发展过程,但两种呼吸暂停的表现均为无呼吸和心率低于 100 次/分,故临床上难以鉴别,为了不延误抢救时机,对生后无呼吸者都应按继发性呼吸暂停进行处理。

(三)窒息后血液生化和代谢改变

在窒息应激状态时,儿茶酚胺及胰高血糖素释放增加,使早期血糖正常或增高;当缺氧持续,动用糖增加、糖原贮存空虚,出现低血糖症。血游离脂肪酸增加,促进钙离子与蛋白结合而致低钙血症。此外,酸中毒抑制胆红素与清蛋白结合,降低肝内酶的活力而致高间接胆红素血症;由于左心房心钠素分泌增加,造成低钠血症等。

【临床表现】

(一)胎儿缺氧表现

先出现胎动增加、胎心增快,胎心率≥160 次/分;晚期则胎动减少(＜20 次/12 小时),甚至消失,胎心减慢,胎心率＜100 次/分,严重时甚至心脏停搏;窒息可导致肛门括约肌松弛,排出胎便,使羊水呈黄绿色。

（二）窒息程度判定

Apgar 评分是临床评价出生窒息程度的经典而简易的方法。

1.时间

分别于生后 1 分钟和 5 分钟进行常规评分。1 分钟评分与动脉血 pH 相关，但不完全一致，如母亲分娩时用麻醉药或止痛药使新生儿生后呼吸抑制，Apgar 评分虽低，但无宫内缺氧，血气改变相对较轻。若 5 分钟评分低于 8 分，应每 5 分钟评分一次，直到连续 2 次评分大于或等于 8 分为止；或继续进行 Apgar 评分直至生后 20 分钟。

2.Apgar 评分内容

包括皮肤颜色（appearance）、心率（respiration）。这样，Apgar 也与上述 5 个英文单词的字头对（pulse）、对刺激的反应、肌张力（activity）和呼吸应。评估标准：每项 0～2 分，总共 10 分（表 3-1）。

表 3-1　新生儿 Apgar 评分标准

体征	评分标准值			评分时间	
	0	1	2	1 分钟	5 分钟
皮肤颜	青紫或苍白	躯干红，四肢青紫	全身红		
心率（次/分）	无	<100	>100		
弹足底或插鼻管后反应	无反应	有些皱眉动作	哭，喷嚏		
肌张力	松弛	四肢略屈曲	四肢活动		
呼吸	无	慢，不规则	正常，哭声响		

3.评估标准

每项 0～2 分，总共 10 分。1 分钟 Apgar 评分 8～10 为正常，4～7 分应密切注意窒息的可能性，0～3 分为窒息。

4.评估的意义

1 分钟评分反映窒息严重程度；5 分钟及 10 分钟评分除反映窒息的严重程度外，还可反映复苏抢救的效果。

5.注意事项

应客观、快速及准确地进行评估；胎龄小的早产儿成熟度低，虽无窒息，但评分较低；单凭 Apgar 评分不应作为评估低氧或产时窒息以及神经系统预后的唯一指标。

（三）并发症

由于窒息程度不同，发生器官损害的种类及严重程度各异。常见并发症有如下几种：①中枢神经系统：缺氧缺血性脑病和颅内出血；②呼吸系统：胎粪吸入综合征、呼吸窘迫综合征及肺出血；③心血管系统：缺氧缺血性心肌损害（三尖瓣闭锁不全、心力衰竭、心源性休克）；④泌尿系统：肾功能不全或衰竭及肾静脉血栓形成等；⑤代谢方面：低血糖、低钙及低钠血症等；⑥消化系统：应激性溃疡和坏死性小肠结肠炎等。上述疾病的临床表现详见相应章节。

【辅助检查】

对宫内缺氧胎儿,可通过羊膜镜了解胎粪污染羊水的程度,或在胎头露出宫口时取胎儿头皮血进行血气分析,以估计宫内缺氧程度;生后应检测动脉血气、血糖、电解质、血尿素氮和肌酐等生化指标。

【诊断】

目前,我国新生儿窒息的诊断及程度判定仍依赖单独 Apgar 评分,但由于 Apgar 评分受多种因素的影响,单凭 Apgar 评分并不能准确诊断窒息及预测神经发育结局。因此,1996 年,美国儿科学会(AAP)和妇产科学会(ACOG)将围生期窒息定义为:①严重的代谢性酸中毒(pH<7);②5 分钟后 Apgar 评分仍≤3 分;③有新生儿脑病表现;④伴有多器官功能障碍。

【治疗与预防】

复苏(resuscitation)必须分秒必争,由儿科医生和助产士(师)合作进行。

(一)复苏方案

采用国际公认的 ABCDE 复苏方案:①A(airway):清理呼吸道;②B(breathing):建立呼吸;③C(cir-culation):恢复循环;④D(drugs):药物治疗;⑤E(evaluationand environment):评估和环境(保温)。其中评估和保温(E)贯穿于整个复苏过程中。

执行 ABCD 每一步骤的前后,应对评价指标即呼吸、心率(计数 6 秒钟心率然后乘 10)和皮肤颜色进行评估。根据评估结果做出决定,执行下一步复苏措施。即应遵循:评估—决定—操作—再评估—再决定—再操作,如此循环往复,直到完成复苏。

严格按照 A→B→C→D 步骤进行复苏,其顺序不能颠倒。大多数经过 A 和 B 步骤即可复苏,少数则需要 A、B 及 C 步骤,仅极少数需要 A、B、C 及 D 步骤才可复苏。复苏初期建议用纯氧(目前证据尚不足以证明空气复苏的有效性),以后通过监测动脉血气值或经皮血氧饱和度,逐步调整吸入气的氧浓度。

随着复苏理论和实践的进步,已证实一些复苏方法存在很多弊端,临床复苏时应予注意:①气道未清理干净前(尤其是胎粪污染儿),切忌刺激新生儿使其大哭,以免将气道内吸入物进一步吸入肺内。清理呼吸道和触觉刺激后 30 秒钟仍无自主呼吸,应视为继发性呼吸暂停,即刻改用正压通气。②复苏过程中禁用呼吸兴奋剂。③复苏过程中禁用高张葡萄糖,因为应激时血糖已升高,给予高张葡萄糖可增加颅内出血发生的机会,同时糖的无氧酵解增加,加重代谢性酸中毒。

(二)复苏步骤

将出生新生儿置于预热的自控式开放式抢救台上,设置腹壁温度为 36.5℃。用温热毛巾揩干头部及全身,以减少散热;摆好体位,肩部以布卷垫高 2~3cm,使颈部轻微伸仰,然后进行复苏。

1.清理呼吸道(A)

新生儿娩出后,应立即吸净口和鼻腔的黏液,因鼻腔较敏感,受刺激后易触发呼吸,故应先吸口腔,后吸鼻腔(图 3-1);如羊水混有胎粪,无论胎粪是稠是稀,胎儿一经娩出后,立刻进行有无活力评估,有活力的新生儿继续初步复苏,无活力者应立即气管插管,吸净气道内的胎粪,然后再建立呼吸(有活力的定义是呼吸规则、肌张力好及心率>100 次/分,以上三项中有一项不好即为无活力）。

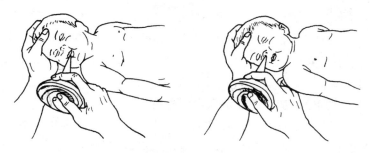

图 3-1　吸引先口腔后鼻腔

2. 建立呼吸（B）

包括触觉刺激和正压通气：①触觉刺激：清理呼吸道后拍打或弹足底 1～2 次或沿长轴快速摩擦腰背皮肤 1～2 次（图 3-2、3-3）（切忌不要超过 2 次或粗暴拍打），如出现正常呼吸，心率 >100 次/分，肤色红润可继续观察。②正压通气：触觉刺激后仍呼吸暂停或抽泣样呼吸，或心率 <100 次/分，或持续的中心性发绀，需用面罩正压通气（图 3-4）。通气频率 40～60 次/分，吸呼比 1∶2，压力 20～40cmH$_2$O，即可见胸廓扩张和听诊呼吸音正常为宜。气囊面罩正压通气 30 秒后，如自主呼吸不充分或心率 <100 次/分，需继续气囊面罩或气管插管正压通气。

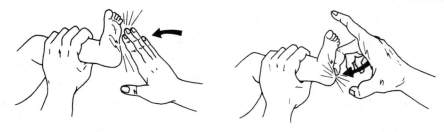

图 3-2　拍打足底及弹足底

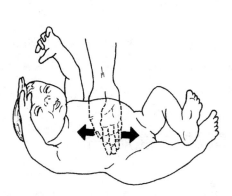

图 3-3　摩擦后背

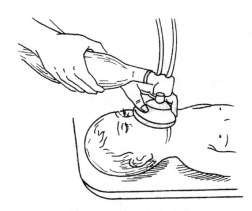

图 3-4　面罩正压通气

3. 恢复循环（C）

即胸外心脏按压。如气管插管正压通气 30 秒后，心率 <60 次/分或心率在 60～80 次/分

不再增加,应在继续正压通气的同时,进行胸外心脏按压。方法是:采用双拇指或中食指按压胸骨体下 1/3 处,频率为 90 次/分,胸外按压和正压通气的比例为 3∶1(每按压 3 次,正压通气 1 次),按压深度为胸廓前后径的 1/3。按压或抬起过程中,双拇指或中食指指端不能离开胸骨按压部位,也不宜用力过大以免损伤。

4.药物治疗(D)

目的是改善心脏功能、增加组织灌流和恢复酸碱平衡。

(1)肾上腺素:①作用:可直接兴奋心肌起搏组织和传导系统的 β 受体,使心率加快,心排血量增加,同时兴奋血管 α 受体,使血管收缩,血压增高;②指征:心率为 0 或胸外心脏按压 30 秒后,心率仍持续<60 次/分;③方法:给予 1∶10000 肾上腺素,0.1~0.3ml/kg 静脉注入,或 0.3~1ml/kg 气管内注入,3~5 分钟重复一次;④疗效评价:给药 30 秒后,有效者心率≥100 次/分;无效者应考虑是否存在代谢性酸中毒和有效血容量减少等。

(2)扩容剂:①作用:增加血容量,改善循环。②指征:有急性失血的病史,疑似失血或休克(伴有血容量减少表现)。③方法:可给予等渗透晶体液,如生理盐水,对大量失血者可选择红细胞悬液。剂量为每次 10ml/kg,静脉输注,对早产儿扩容速度不要太快。④疗效:有效者脉搏有力、血压上升、皮肤转红及代谢性酸中毒减轻。

(3)纳洛酮(naloxone):①作用:是半合成吗啡拮抗剂,阻断吗啡样物质与其受体结合,从而拮抗所有吗啡类镇痛药的呼吸抑制、缩瞳、胆总管痉挛及致幻作用,并降低镇痛效应。半衰期为 1~1.5 小时,无习惯性和成瘾性,无明显不良反应。②指征:生后有呼吸抑制表现,其母亲产前 4 小时内用过吗啡类麻醉镇痛药者。③方法:应给予纳洛酮,每次 0.1mg/kg,静脉或肌内注射或气管内注入,均应快速输入。④疗效:有效者自主呼吸恢复,如呼吸抑制重复出现,可反复给药。但应注意,纳洛酮不选择作为产房有呼吸抑制新生儿开始复苏的措施,应在保证通气情况下,使用该药物。

(三)复苏后的监护与转运

复苏后需监测肤色、体温、呼吸、心率、血压、尿量、血气、血糖和电解质等。如并发症严重,需转运到 NICU 治疗,转运中需注意保温、监护生命指标和予以必要的治疗。

【预防】

①加强围生期保健,及时处理高危妊娠;②加强胎儿监护,避免和及时纠正宫内缺氧;③密切监测临产孕妇,避免难产;④培训接产人员熟练掌握复苏技术;⑤医院产房内需配备复苏设备,高危妊娠分娩时必须有掌握复苏技术的人员在场。

第三节　新生儿缺氧缺血性脑病

新生儿缺氧缺血脑病(HIE)是围生期缺氧缺血所致的脑损伤,是导致新生儿死亡和发生后遗症的重要原因之一。如积极做好围生期保健,推广正确的复苏方法,降低窒息发生率,HIE 的发病率和危害性就可明显降低。近年,我国一些大城市,HIE 的发病率已开始降低。

【病因】

（一）缺氧

引起缺氧的原因主要有：①围生期窒息：包括产前、产时和产后窒息；②呼吸暂停：反复呼吸暂停可导致缺氧缺血性脑损伤；③严重呼吸系统疾病。

（二）缺血

引起缺血的原因主要有：①心搏骤停和心动过缓；②大量失血、休克；③重度心力衰竭。

在 HIE 病因中产前和产时窒息各占 50％和 40％，其他原因约占 10％。

【发病机制】

（一）血流动力学变化

缺氧时机体发生潜水反射，为了保证重要生命器官（如脑、心）的血供，脑血管扩张，非重要器官血管收缩，这种自动调节功能使大脑在轻度短期缺氧时不受损伤。如缺氧继续存在，脑血管自主调节功能失代偿，脑小动脉对灌注压和 CO_2 浓度变化的反应能力减弱，形成压力相关性的被动性脑血流调节过程，当血压降低时脑血流减少，造成动脉边缘带的缺血性损害。

（二）脑细胞能量代谢衰竭

缺氧时，细胞内氧化代谢障碍，只能依靠葡萄糖无氧酵解产生能量，同时产生大量乳酸并堆积在细胞内，导致细胞内酸中毒和脑水肿。由于无氧酵解产生的能量远远少于有氧代谢，必须通过增加糖原分解和葡萄糖摄取来代偿，从而引起继发性的能量衰竭，致使细胞膜离子泵功能受损，细胞内钠、钙和水增多，造成细胞肿胀和溶解。

（三）再灌注损伤与氧自由基的作用

缺氧缺血时，氧自由基产生增多和清除减少，大量的氧自由基在体内积聚，损伤细胞膜、蛋白质和核酸，致使细胞的结构和功能破坏。氧自由基中以羟自由基（OH-）对机体危害性最大。黄嘌呤氧化酶和脱氢酶主要集中在微血管的内皮细胞中，致使血管内皮受损，血脑屏障的结构和完整性受到破坏，形成血管源性脑水肿。

（四）Ca^{2+} 内流缺氧时，钙泵活性减弱，导致钙内流

当细胞内 Ca^{2+} 浓度过高时，受 Ca^{2+} 调节的酶被激活。磷脂酶激活，可分解膜磷脂，产生大量花生四烯酸，在环氧化酶和脂氧化酶作用下，形成前列环素、血栓素及白三烯。核酸酶激活，可引起核酸分解破坏。蛋白酶激活，可催化黄嘌呤脱氢酶变成黄嘌呤氧化酶，后者在恢复氧供和血流时催化次黄嘌呤变成黄嘌呤，同时产生自由基，进一步加重神经细胞的损伤。

（五）兴奋性氨基酸的神经毒性作用

能量衰竭可致钠泵功能受损，细胞外 K^+ 堆积，细胞膜持续去极化，突触前神经元释放大量的兴奋性氨基酸（谷氨酸），同时伴突触后谷氨酸的回摄受损，致使突触间隙内谷氨酸增多，过度激活突触后的谷氨酸受体。非 N-甲基-D-门冬氨酸（NMDA）受体激活时，Na^+ 内流，Cl 和 H_2O 也被动进入细胞内，引起神经元的快速死亡；NMDA 受体激活时，Ca^{2+} 内流，又可导致一系列生化连锁反应，引起迟发性神经元死亡。

（六）一氧化氮（NO）的双相作用

NO 也是一种气体自由基，可与 O_2 发生反应，产生过氧化亚硝基阴离子（ONOO），并进一步分解成 OH 和 NO_2。当有金属铁存在时，ONOO 能分解产生自由基 NO_2，OH 和 NO_2

具有很强的细胞毒性作用。此外,NO 也可介导谷氨酸的毒性作用,还可通过损害线粒体、蛋白质和 DNA 而直接引起神经元损伤。缺氧缺血时,Ca^{2+} 内流,当细胞内 Ca^{2+} 积聚到一定水平时,可激活一氧化氮合酶(NOS),合成大量的 NO。NOS 有三种不同的亚型,神经元型和诱导型 NOS 分别介导早期和晚期神经毒性作用,而内皮细胞型 NOS 产生的 NO 能扩张血管而起神经保护作用。

(七)凋亡与迟发性神经元死亡

过去认为缺氧缺血后神经细胞损伤是由于急性能量衰竭造成细胞坏死,但不能解释窒息复苏后患儿可有短暂的相对正常期,而于数小时后出现迟发性脑损伤的表现。研究证实缺氧缺血可引起两种不同类型的细胞死亡,即坏死和凋亡。迟发性神经元死亡实质上就是细胞凋亡,在动物模型中检测到一系列凋亡相关基因的表达。

总之,HIE 的发病机制非常复杂,是由多种机制综合作用所致的一系列生化连锁反应的结果。大量研究证实多数神经元不是死于缺氧缺血时,而是死于缺氧缺血后数小时至数天,这种迟发性的细胞死亡可通过缺氧缺血后开始的干预来预防或减轻。

【病理变化】

HIE 的病理变化与胎龄、损伤性质和程度密切相关,主要有以下几种病理类型:

(一)两侧大脑半球损伤

主要见于足月儿,窒息为不完全性,首先发生器官间的血液分流(潜水反射)以保证心、脑血供;随着缺氧持续,血压下降,血流第二次重新分布(脑内分流),即大脑半球的血供由于前脑循环血管收缩而减少。而丘脑、脑干和小脑的血供则由于后脑循环血管扩张而增加。因此,大脑半球较易受损,常伴严重脑水肿。

(二)基底节、丘脑和脑干损伤

为完全性窒息,两次血流重新分布的代偿机制失效,脑部损害以丘脑和脑干为主,而脑外器官和大脑半球的损害可不严重,脑水肿较轻。

(三)脑室周围白质软化

主要见于早产儿,侧脑室周围缺氧缺血,导致深部白质脑细胞死亡,常呈对称性分布,以后可发生以两下肢受累为主的瘫痪。

(四)脑室周围室管膜下/脑室内出血

主要见于早产儿,室管膜下生发组织出血,伴脑室内出血。

【临床表现】

患儿有严重的宫内窘迫或出生时严重窒息史,出生后 12～24 小时内出现神经系统症状,根据意识、肌张力改变、原始反射异常、惊厥和脑干受损等表现,可分为轻、中、重三度(表 3-2)。

表 3-2　新生儿缺氧缺血性脑病临床表现分度

	轻度	中度	重度
意识	正常或激惹	抑制、嗜睡	昏迷
肌张力	正常或增高	减弱	松软
拥抱反射	正常或易引出	减弱	消失
惊厥	无	1/2 病例有惊厥	频繁惊厥

（一）轻度

主要表现为兴奋、易激惹，肌张力正常，拥抱反射活跃，吸吮反射正常，呼吸平稳，无惊厥。症状多在 3 天内逐渐消失，预后良好。

（二）中度

表现为嗜睡或抑制，肌张力降低，吸吮反射和拥抱反射减弱，约 1/2 病例出现惊厥。足月儿上肢肌张力降低比下肢严重，提示病变累及矢状窦旁区。如症状持续 7～10 天以上，可能有后遗症。

（三）重度

患儿处于昏迷状态，肌张力极度低下，松软，拥抱反射、腱反射消失，瞳孔不等大，对光反应差，前囟隆起，惊厥频繁，呼吸不规则或暂停，甚至出现呼吸衰竭。重度患儿病死率高，存活者常留后遗症。

若缺氧缺血发生在出生前几周或几个月时，患儿在出生时可无窒息，也无神经系统症状，但在数天或数周后出现亚急性或慢性脑病的表现，临床上较难与先天性脑畸形或宫内病毒感染相区别。

【诊断】

新生儿 HIE 的诊断主要依据病史和临床表现，但同时要做影像学和其他检查，对病情严重程度及预后进行评价。

（一）影像学检查

1.头脑超声检查

HIE 时，可见普遍回声增强，脑室变窄或消失，提示脑水肿；散在的高回声区，提示散在的脑实质缺血；局限性高回声区，提示该部位有缺血性损害；脑室周围高回声区，多见于侧脑室外角的后方，可能有脑室周围白质软化。

2.CT 检查

轻度表现为散在、局灶性低密度影分布于两个脑叶；中度表现为低密度影超过两个脑叶，白质与灰质的对比模糊；重度表现为大脑半球弥漫性低密度影，白质与灰质界限消失，侧脑室变窄。正常新生儿（尤其是早产儿）脑水分多，髓鞘发育不成熟，可存在广泛的低密度，因此 HIE 低密度的诊断 CT 值应在 18 以下。

3.磁共振成像（MRI）

MRI 不仅能检出急性期 HIE 的存在、分布和严重性，而且能帮助判断预后，还能发现髓鞘形成是否延迟或异常,以判断神经发育情况。

在 HIE 急性期,脑水肿比较明显,可能会掩盖脑细胞损伤,并且病情还在变化之中,所以早期影像学检查不能反映预后,需在 2~4 周后复查。

(二)脑功能检查

1.脑电图(EEG)检查

表现为节律紊乱、低波幅背景波上的棘慢波爆发或持续弥漫性慢活动;出现"爆发抑制""低电压"甚至"电静息",则为重度 HIE。

2.脑干诱发电位检查

表现为出波延迟、潜伏期延长、波幅变平及波脱失。

3.多普勒超声脑血流速度(CBV)测定

有助于了解脑灌注情况,高 CBV 提示存在脑血管麻痹和缺乏自主调节,低 CBV 提示存在广泛的脑坏死、低灌注甚至无灌流。

(三)脑代谢监测

1.磁共振频谱(MRS)

MRS 是一种无创伤性检测体内化学成分(如脑组织的 ATP、磷酸肌酸、乳酸等)的方法,能在活体上测得脑组织的代谢情况,比 MRI 能更早期敏感地反映缺氧缺血脑损伤程度。

2.红外光谱测定技术(NIRS)

NIRS 是近年来国外新兴的光学诊断技术,可直接测出脑组织中氧合血红蛋白及还原血红蛋白的变化,实际了解脑内氧合情况,间接反映脑血流动力学状况及细胞内生物氧化过程。

(四)生化指标测定

神经烯醇化酶(NSE)、S-100 蛋白(S-100)和脑型肌酸磷酸激酶(CK-BB)存在于神经组织的不同部位,HIE 后 6~72 小时外周血和脑脊液中的水平升高,与脑损害程度呈正相关,可作为 HIE 早期诊断的标志物。

【治疗】

HIE 是一个多环节、多因素的病理生理过程,患儿对缺氧的耐受性差异很大,因此,HIE 的治疗应当根据患者的特点,在缺氧缺血的不同阶段进行针对性的个体化联合治疗,才能提高疗效、减少毒副反应。应强调,一些基本的治疗方法仍然非常重要,而一些疗效不明确的过多治疗并不合适。

(一)监护

对 HIE 患儿应密切监护,不仅观察神经系统症状,还要监护各脏器损害情况。

(二)维持组织最佳的氧合和灌流

重度窒息患儿 $PaCO_2$ 常升高,应改善通气,但要防止 $PaCO_2$ 过低而致脑血流减少,尤其是早产儿可造成脑室周围白质软化,近年发现轻度高碳酸血症有神经保护作用。严重缺氧的新生儿出生时常有低血压,可给予多巴胺和多巴酚丁胺,维持收缩压在 50mmHg 以上,有利于改善肾脏的灌流和心肌收缩力。由于缺氧后脑血流自主调节功能障碍,应尽量避免血压的剧烈波动而致颅内出血。

（三）适当限制液体入量和控制脑水肿

对脑水肿的处理应从控制液体量入手，若有明显颅高压症状和体征，可予甘露醇治疗，每次 0.25 g/kg，甘露醇虽能减轻脑水肿，但不能改善最终脑损伤的程度，这与成年动物实验结果不同，成年动物脑水肿可加重组织坏死，早期使用甘露醇可减轻 HIE 的损害程度，而新生儿颅压增高时，由于可通过颅缝和囟门缓冲减压，对脑灌注的影响不大，因此缺氧缺血后预防性地应用甘露醇无明显神经保护作用。至于地塞米松对血管源性脑水肿有效，但不能减轻细胞毒性脑水肿，而 HIE 的脑水肿以细胞毒性为主。虽有动物实验提示预防性应用地塞米松可减轻 HIE，但未能证实缺氧缺血后应用地塞米松有神经保护作用。

（四）及时控制惊厥

首选苯巴比妥，苯巴比妥不仅可镇静止痉，且可降低脑代谢率，改善脑血流，减轻脑水肿，还有清除自由基的作用。因此，有建议对重度窒息患儿早期（6 小时以内）预防性应用苯巴比妥，然而近年的研究未能证实早期应用苯巴比妥的有益效果，所以目前仍推荐在症状出现后才开始抗惊厥治疗。可用苯巴比妥，负荷量 15～20mg/kg，缓慢静脉注射或肌注，如未能止痉，隔 30 分钟加用 5mg/kg，直至负荷量 30mg/kg，给负荷量 24 小时后，给维持量每天 5mg/kg，给 1 次。

（五）维持适当的血糖水平

动物实验证实低血糖会加重 HIE，而高血糖能降低脑损害的程度。因此，在新生儿缺氧时应维持血糖水平在正常水平（70～120mg/dl）。

（六）其他治疗

在 HIE 的治疗方面有关高压氧、脑代谢激活剂、纳洛酮、维生素 C 等的应用尚存在许多争议，有待于进一步深入研究，应采用严格的随机对照多中心临床试验。

（七）早期康复干预

0～2 岁小儿脑处于快速发育的灵敏期，可塑性强，因此对 HIE 患儿尽早开始感知刺激和动作训练可促进脑结构和功能代偿，有利于患儿的恢复和减轻后遗症。

（八）HIE 的治疗展望

1.寻找阻断缺氧缺血脑损伤瀑布式发展的神经保护药物

氧自由基抑制剂、钙通道阻滞剂、兴奋性氨基酸释放抑制剂及受体阻滞剂等。

2.亚低温疗法

近年，亚低温（降低脑温或体温 2～4℃）对 HIE 的神经保护作用已引起了国内外学者的关注。其作用机制是：降低脑组织的能量需求和耗氧量；改善细胞的能量代谢，减少脑组织的乳酸堆积；保护血脑屏障，减轻脑水肿；抑制有害物质的释放，减少对脑组织的损害；延迟继发性能量衰竭和细胞凋亡，延长治疗时间窗，与其他干预措施起协同的保护作用。临床研究显示亚低温有较好的疗效。

3.神经营养因子

实验证实，在 HIE 的高兴奋阶段后，内源性神经营养因子的表达增加，这可能是一种内源性的神经保护机制。因此，应用外源性神经营养因子改善细胞周围环境，促进受损神经细胞的修复和再生的研究已日益受到重视。其中研究较多的是碱性成纤维细胞生长因子（bFGF）和胰岛素样生长因子(ICF-1),但目前还处于研究阶段。

第四节　新生儿颅内出血

颅内出血(intracraninal hemorrhage)是新生儿期常见的临床问题,出血部位包括硬膜下出血、蛛网膜下隙出血、脑室周围—脑室内出血、小脑出血和脑实质出血。近年,由于产科技术的进步,产伤所致的硬膜下出血明显减少,而早产儿缺氧所致的脑室周围—脑室内出血已成为新生儿颅内出血最常见的类型。

一、脑室周围-脑室内出血

脑室周围-脑室内出血(intraventricular hemorrhage,IVH)是早产儿最常见的颅内出血类型。近年,随着新生儿医疗护理水平的改善,极低出生体重儿成活率显著提高,IVH 已成为NICU 早产儿的重要问题。

【病因与发病机制】

早产儿脑室周围室管膜下生发基质富含血管,这些血管在解剖学上是一种不成熟的毛细血管网,仅由一层内皮细胞组成,缺乏肌层和结缔组织支持,该区域对缺氧和高碳酸血症极为敏感,当缺氧致脑血流自我调节功能受损时,惊厥、气管吸引、快速扩容、静脉输注高渗溶液等可致血压波动而促发管破裂出血。此外,生发基质的毛细血管网在引流入静脉系统时的血流方向呈独特的 U 形,这在生发基质出血中起重要作用,当胎头娩出困难、颅骨过度受压时可使该处血流停滞而发生出血。生发基质的宽度在胎龄 23～25 周时为 2.5mm,32 周为 1.4mm,36周时几乎完全退化,因此 IVH 主要发生在胎龄小于 33 周的早产儿。在生发基质出血的病例中,80%的患儿血液可进入侧脑室,血液通过马氏孔和路氏孔进入后颅凹的基底池,引起闭塞致使脑脊液循环障碍,血凝块也可阻塞大脑导水管和蛛网膜绒毛而引起出血后脑积水和脑室周围出血性梗死。

虽然 IVH 是早产儿的常见病,但足月儿也可发生,足月儿ⅣH 的起源主要为脉络膜丛和室管膜下残存的生发基质。在足月儿 IVH 的发病机制中,产伤的作用比缺氧更为重要,其中30%的患儿有产钳分娩或臀位牵引史,还有 25%的患儿可无明显诱因,既无产伤也无缺氧。

近年研究发现早产儿 IVH 与机体凝血状况有关,某些凝血因子表达减少可能会加重 IVH。

【临床表现】

IVH 主要见于围生期窒息和早产儿,出血 50%开始于生后第 1 天,30%发生在第 2 天,到生后 72 小时头颅超声可发现 90%的 IVH。

临床表现可有三种类型:急剧恶化型、断续进展型和临床寂静型。以寂静型最为常见,占IVH 病例的 50%,无临床症状或体征,仅在超声或 CT 检查时发现。断续进展型其次,症状在数小时至数天内断续进展,神志异常或呆滞或激惹,肌张力低下,动作减少,呼吸不规则。急剧恶化型最为少见,但临床症状最严重,患儿可在数分钟至数小时内迅速恶化,出现意识障碍、呼吸困难或暂停、抽搐、瞳孔光反射消失、四肢肌张力低下、前囟紧张,伴失血性贫血、血压下降、心动过缓。

足月儿IVH的起病随病因而异,伴产伤或缺氧者常在生后第1～2天出现症状,而无明显诱因者起病较晚,甚至可晚至出生后2～4周。临床表现为激惹、木僵和惊厥,其他特征包括发热、颤动、呼吸暂停和颅压增高。足月儿IVH预后比早产儿IVH差,常存在不同程度的神经系统后遗症。

【诊断】

早产儿IVH的临床症状和体征较少,单凭临床表现很难诊断。影像学检查是IVH的主要诊断手段,要根据具体情况选择头颅B超或CT检查。

（一）头颅超声

是诊断IVH的首选方法。床旁连续头颅超声对早产儿IVH的开始时间、出血部位及严重程度提供可靠的信息,而且价廉方便,又无放射线损伤。极低出生体重儿是易发生IVH的高危人群,应常规进行头颅超声的筛查。在生后3天、1周、1个月时各查1次。

头颅超声检查可将IVH分为4级:①Ⅰ级:出血限于室管膜下,不伴脑室内出血;②Ⅱ级:不伴脑室扩张的IVH;③Ⅲ级:IVH(>50%脑室区域)伴脑室扩大;④Ⅳ级:脑室内出血合并脑实质出血或脑室周围出血性梗死。

（二）CT检查

CT是证实IVH部位和程度的有效手段,对硬膜下出血、后颅凹出血、蛛网膜下隙出血和某些脑实质的损害,CT的诊断价值优于超声。但CT不能床旁进行,还有使患儿暴露于放射线的缺点。

（三）脑脊液检查

IVH的脑脊液表现为出血早期脑脊液红细胞数量和蛋白含量增高,部分病例白细胞增高,然后脑脊液变为黄色,葡萄糖含量降低。但是,有些病例脑脊液不呈血性,因此不能将腰椎穿刺作为IVH的确诊手段。

【预后】

与出血的严重程度及部位有关,如出血仅限于生发基质或伴少量IVH者预后较好,很少发生脑室扩张。中度出血者,病死率略为增高,存活者中20%～30%发生脑积水。严重出血病例病死率20%～30%左右,存活者常发生脑积水。重度IVH伴脑室周围出血性梗死者,病死率和脑积水发生率均较高,分别为40%和70%。

IVH的远期预后取决于伴随的脑实质损害的程度,如伴有脑室周围白质软化,可发生四肢对称性痉挛性瘫痪,下肢重于上肢。如伴有脑室周围出血性梗死,常造成早产儿痉挛性偏瘫。

【预防】

(1)预防早产,预防宫内窘迫。

(2)出生时要正确进行复苏。

(3)避免使脑血流发生较大波动,避免快速过多补液,避免使用高渗液体。

(4)纠正凝血异常,可应用维生素K1等药物。

(5)曾有人提出对极低出生体重儿出生后常规使用苯巴比妥预防IVH,但经过多中心对照试验未被证实能降低 IVH 的发生率或严重性,目前尚未在早产儿推荐应用。

【治疗】

(一)维持正常脑灌注

大量 IVH 时,由于动脉压降低和颅内压增高,脑灌流减少,因此必须维持血压在足够的水平,同时避免血压的过度波动和脑血流速度的突然升高,没有必要的过分积极治疗反而会加重已经存在的脑损伤。

(二)支持疗法

维持正常通气,维持水、电解质和酸碱平衡,维持体温和代谢正常等。

(三)预防出血后脑积水

脑脊液中的血液和蛋白质可引起蛛网膜炎及粘连,导致出血后脑积水,可连续腰椎穿刺放出血性脑脊液,在病情稳定后,每天或隔天 1 次,每次放 2～3ml/kg,但连续腰椎穿刺对预防出血后脑积水的价值还有争议。用纤溶药物已被尝试预防出血后脑积水的发生,但需要进一步证实。

(四)出血后脑室扩张的处理

急性期过后,应随访颅脑超声,评估脑室大小,随访间隔时间根据病程而定,病情越重,间隔时间越短,一般 5～10 天随访 1 次。根据超声测定脑室扩张的进展速率和严重程度,进行相应处理。

对快速进展的脑室扩张(每周头围增长速率＞1.5～2cm),由于脑室扩张迅速,可在短期内发生明显的颅内压增高,应当积极治疗。可连续腰椎穿刺以防止脑室的迅速扩大,但往往效果不理想。如腰椎穿刺治疗无效,可考虑暂时直接脑室外部引流,少数患儿由于脑脊液吸收旁路重建而得以恢复。

对缓慢进展的脑室扩张(<4 周),主要是严密观察,改变体位(床头抬高 30°)有助于颅内压的降低。因为有相当部分的患儿脑室扩张可自发停止,过早地干预不能改善其神经系统的远期预后。

对持续缓慢进展的脑室扩张,应该进行干预,治疗措施包括连续腰穿和应用药物减少脑脊液产生。可用碳酸酐酶抑制剂乙酰唑胺(diamox)或渗透性药物甘油,乙酰唑胺剂量每天 100mg/kg 可使脑脊液产生减少 50%,与呋塞米(每天 1mg/kg)联合应用疗效更好,但碳酸酐酶抑制剂在神经胶质发育过程中可能有不良反应,不宜长期大剂量应用。

二、硬膜下出血

随着产科实践的改进,近年由产伤所致的硬膜下出血的发生率明显下降,但因其临床后果严重,早期诊断和及时干预十分重要。

【病因与发病机制】

硬膜下出血主要由小脑幕或大脑镰撕裂所致。严重的小脑幕撕裂可以致死,特别是伴直窦或横窦撕裂时,血块可流到后颅凹迅速压迫脑干。多数为小脑幕轻度撕裂所致的幕上或幕下出血。出血也可发生在小脑幕的游离缘,特别是小脑幕和大脑镰的连接处,并向前进一步伸展到蛛网膜下隙或脑室系统。在某些臀位产的患儿,可因枕骨分离伴小脑幕和枕窦撕裂而引起后颅凹大量出血和小脑撕裂。单纯的大脑镰撕裂比小脑幕撕裂常见,出血来源于下矢状窦和胼胝体上方的大脑纵裂池,大脑表面的桥静脉破裂也可引起大脑表面的硬膜下血肿。产伤性颅内出血常同时伴有脑挫伤。

【临床表现】

(一)小脑幕撕裂伴后颅凹硬膜下出血

常见于难产性臀位牵引,临床表现可有 3 个阶段:①出生数小时内可无任何症状,此时血肿缓慢增大,通常<24 小时,也可长达 3~4 天;②随着颅内压增高,后颅凹脑脊液循环通路受阻,出现前囟饱满、激惹或嗜睡等症状;③随着病情进展,出现脑干受压的体征,包括呼吸节律异常、眼动异常、斜视、面瘫和惊厥。

(二)小脑幕撕裂伴大量幕下出血

出生时即可出现中脑及脑桥上部受压的症状,如木僵、斜视、瞳孔不等大和对光反射迟钝、颈项强直和角弓反张等。如血块增大,可在短期内(数分钟至数小时)出现脑干下部受压的体征,从木僵进入昏迷,瞳孔固定和散大、心动过缓和呼吸不规则,最终呼吸停止而死亡。

(三)小脑幕撕裂伴大量幕下出血

出生时即可出现双侧弥漫性脑损伤症状,如兴奋、激惹等,如血块伸展到小脑幕下时症状类似于小脑幕撕裂。

(四)大脑表面硬膜下出血

轻度出血可无明显的临床症状,或仅表现兴奋、激惹。局灶性脑定位体征常开始于生后第 2 或 3 天,表现为局灶性惊厥、偏瘫、眼向对侧偏斜。当发生小脑幕切迹疝时可有瞳孔散大、对光反应减弱或消失等第 3 对脑神经受压的表现。少数病例在新生儿期无任何硬膜下出血的症状、体征,但在数月后发生硬膜下积液。

【诊断】

硬膜下出血的诊断主要依靠临床症状的识别和影像学检查。CT 检查可确定硬膜下出血的部位和程度,但对后颅凹硬膜下出血和小脑出血的诊断价值不及 MRI。头颅超声只能检测到伴中线移位的大脑表面的硬膜下血肿,对幕上出血的诊断不及 CT,对幕下出血的诊断不及 MRI。枕骨分离和颅骨骨折可通过头颅 X 线片证实。腰椎穿刺对硬膜下出血诊断没有帮助,且有诱发脑疝可能。

【治疗】

(一)止血

可用维生素 K_1、酚磺乙胺、氨甲苯酸等。

(二)降低颅内压

如颅内压很高,发生脑疝,可适当使用20%甘露醇。

(三)抗惊厥出现

惊厥者应及时止惊,可用地西泮类药物。

(四)外科治疗手术

指征取决于出血病灶的大小、颅压增高的体征和是否存在脑疝。大脑表面硬膜下出血伴中线移位,特别是临床症状恶化伴小脑幕切迹疝时,均是急诊硬膜下穿刺或切开引流的指征。位于后颅凹的大量硬膜下出血也需外科手术。对于无明显症状的硬膜下出血患儿,外科手术并不能改善其远期预后,但需临床严密观察,若患儿病情稳定,无须手术。

轻度出血若能早期诊断和及时治疗,预后较好。严重小脑幕和大脑镰撕裂者病死率较高,存活者常发生脑积水和其他后遗症。

三、蛛网膜下隙出血

原发性蛛网膜下隙出血(primary subarachnoid hemorrhage)是新生儿常见的颅内出血类型,多见于早产儿,也可见于足月儿,前者主要与缺氧有关,后者则多由产伤所致。新生儿蛛网膜下隙出血起源于软脑膜丛的小静脉或蛛网膜下隙的桥静脉。

【临床表现】

轻度蛛网膜下隙出血可无症状或症状轻微。中度出血可引起惊厥,常开始于生后第2天,惊厥发作间期患儿情况良好。大量蛛网膜下隙出血可致患儿病情迅速恶化和死亡。蛛网膜下隙出血的诊断常因其他原因腰穿发现均匀一致的血性脑脊液而提示,确诊需通过CT检查,头颅超声对蛛网膜下隙出血不够敏感。

血性脑脊液是提示蛛网膜下隙或脑室内出血的一个线索,但需与腰椎穿刺损伤鉴别。非急性期颅内出血的脑脊液特征为脑脊液黄色、红细胞数量增多和蛋白含量增高,脑脊液糖常常降低(<30mg/dl),甚至可低达10mg/dl,并可持续数周甚至数月。脑脊液中糖的降低可能系出血损伤葡萄糖向脑脊液转运的机制。当脑脊液糖降低,伴淋巴细胞增多和蛋白含量增高时,很难与细菌性脑膜炎鉴别。

【治疗】

新生儿原发性蛛网膜下隙出血预后较好,90%随访正常,治疗以对症为主,如有惊厥可用地西泮类药物抗惊厥。大量蛛网膜下隙出血的主要后遗症是出血后脑积水,但其发展过程比脑室内出血后脑积水缓慢,预后比脑室内出血好。蛛网膜下隙出血后脑积水的处理同脑室内出血。

四、小脑出血

原发性小脑出血在新生儿并不少见,在胎龄<32周和体重<1500g的早产儿中发生率为15%～25%,在足月儿也可发生。

【病因与发病机制】

小脑出血的发病机制是多因素的,常见病因有产伤、缺氧和早产。早产儿小脑出血发病机制与脑室内出血相似,在足月儿发病机制与产伤有关。在臀位产的患儿中,最严重的产伤类型就是枕骨分离伴后颅凹出血和小脑撕裂。早产儿颅骨较软,外部压力压迫枕部也可导致顶骨下枕骨向前移位,扭曲窦汇和枕窦,从而引起小脑出血,这种情况常发生在臀位牵引、产钳分娩和应用面罩加压通气时。

【临床表现】

小脑出血的患儿可表现为呼吸暂停、心动过缓和贫血,病情常急骤恶化。患儿通常有臀位难产史,临床症状大多开始于生后2天之内,以后很快出现脑干受压症状,如木僵、昏迷、脑神经异常、呼吸暂停、心动过缓或角弓反张等。小脑出血的诊断主要靠临床医师高度警惕,确诊可通过CT或MRI,有时头颅超声也可证实小脑出血,但阴性结果不能排除本病。

【治疗】

早产儿严重小脑出血预后极差,即使存活也都有明显的运动和认知障碍。足月儿的预后比早产儿好,但1/2患儿可发生出血后脑积水。小脑出血的治疗取决于损害的大小和患儿的临床状态:若临床情况稳定,无颅压增高的体征,以保守治疗为主;如有快速的神经系统恶化则需急诊手术。

第五节　新生儿呼吸窘迫综合征

新生儿呼吸窘迫综合征(respiratory distress syndrome,RDS),也称为肺透明膜病(hyaline membrane disease,HMD)。主要发生在早产儿,尤其是胎龄小于32~33周。其基本特点为肺发育不成熟、肺表面活性物质缺乏而导致的肺泡不张、肺液转运障碍、肺毛细血管-肺泡间高通透性渗出性病变。以机械通气和肺表面活性物质替代疗法治疗为主的呼吸治疗和危重监护技术,已经能够使90%以上的RDS患儿存活。

【临床流行病学】

RDS主要发生在早产儿,其发生率和严重程度与胎龄及出生体重呈反比。2006年,Euro-NeoStat的数据显示RDS发病率在胎龄23~25周早产儿为91%,26~27周88%,28~29周74%,30~31周52%。RDS发病率占所有新生儿的1%,尤其多见于胎龄32周以下的早产儿。美国资料显示,在胎龄29周内出生的早产儿中RDS的发病率可以高达60%,但在胎龄40周时基本不发生。发生RDS的高危因素包括男性、双胎,前一胎有RDS病史、母亲患糖尿病、剖宫产且无产程发动等。低龄怀孕、孕期吸烟、吸毒、药物、妊娠高血压等也与RDS发生相关。羊膜早破(分娩前24~48小时)则会降低RDS发生的危险性,可能为胎儿处于应激下,肾上腺激素分泌,促进了肺成熟;但一般认为胎儿宫内窘迫与RDS的发生没有直接关系,但会影响到早产儿生后早期的呼吸适应,如呼吸费力和肺液清除延缓等,其发生可以达50%。肺表面活性物质可以降低RDS病死率。Curosurf(固尔苏)临床研究中对照组病死率为50%,治疗组为30%,使RDS净存活率提高20%。20世纪90年代初的临床研究表明,肺表面活性物质治疗使RDS的生存率提高到75%,在多剂量治疗时可以提高到80%~90%。美国在20世纪80年代末开始常规应用肺表面活性物质治疗RDS,在1989—1990年间1岁以下婴儿病死率由8.5%下降为6.3%,主要为RDS死亡率的下降。

【病因及发病机制】

(1)因肺发育不成熟,过低的表面活性物质使肺泡气液界面表面张力升高,肺泡萎陷,使功能余气量下降,肺顺应性曲线下移,顺应性下降,无效腔通气,呼吸做功显著增加,能量耗竭,导致全身脏器功能衰竭。

(2)不成熟肺的肺泡数量和通气面积太少,肺泡间隔宽,气体弥散和交换严重不足。

(3)呼气末肺泡萎陷,通气困难,出现低氧血症,使肺泡上皮细胞合成表面活性物质能力下降。

(4)持续低氧导致肺血管痉挛,出现肺动脉高压,肺血流减少,肺外右向左分流,肺内动静脉分流,使通气-灌流比例失调,影响气血交换。

(5)持续低氧和酸中毒可以造成心肌损害,心排血量下降,全身性低血压、低灌流,最后出现以呼吸衰竭为主的多脏器衰竭。

【病理组织学】

大体解剖时,肺多为实变,外观显暗红色,水中下沉。机械通气后的肺泡可以局部扩张,未经机械通气的 RDS 患儿肺主要表现为不张、充血和水肿。显微镜下肺泡萎陷,上皮细胞多立方状、少扁平状,肺泡间隔宽、充气少,细小支气管、肺泡导管和肺泡扩张,上皮细胞脱落坏死,有呈嗜伊红色膜内衬,为透明膜形成。已经通过气的肺则主要为小气道损伤,为肺泡不张的继发性改变。肺微血管和毛细血管中可以有血栓形成、出血。

【病理生理】

由于肺表面活性物质的分泌合成作用下降,肺表面活性物质再循环途径的阻断,或者因肺泡腔内液体过多(转运障碍、高渗出),均可以使肺表面活性物质不足。病理性渗出液含大量血浆蛋白,在肺泡腔内干扰和抑制肺表面活性物质功能。出生时吸入、肺炎、肺发育不良、肺出血以及窒息缺氧性损害等出生早期病况均可与上述病理生理相关。早产儿肺内肺表面活性物质的磷脂总量只有足月儿的 10%~30% 或更低,且缺乏 SP-A、B、C 等主要肺表面活性物质蛋白,因而在数量和质量上均劣于足月儿,是发生 RDS 的主要原因。应用外源性肺表面活性物质制剂可以迅速提高肺内的肺表面活性物质含量。将肺表面活性物质经气道滴入 RDS 患儿肺内后,肺表面活性物质磷脂会立即被肺泡上皮细胞摄取,并逐渐强化内源性肺表面活性物质的功能活性,特别是促使 SP-A、B、C 的合成分泌。这一过程与用药后的临床反应和转归密切相关。

【临床表现】

RDS 主要发生在早产儿,尤其在胎龄小于 32 周、出生体重低于 2000g 的早产儿。可以是刚一出生即出现症状或出生后 6 小时内发病,表现为呼吸困难症状,如呼吸频率加快(>60次/分)或呼吸浅弱,鼻翼扇动,呼气呻吟,锁骨上、肋间和胸骨下吸气性凹陷("三凹征"),青紫。这类症状呈进行性加重,并可发生呼吸暂停。典型的 X 线胸片显示 RDS 早期的肺部网状细颗粒影和后期的毛玻璃状("白肺")征象以及相对增强的支气管充气征,伴早产儿胸廓和肺容积偏小特征。血气分析显示酸中毒、低氧血症和高碳酸血症。如果持续低氧血症和酸中毒不能纠正,患儿可以并发肺动脉高压、呼吸与心力衰竭,可在 48~72 小时内死亡。尤其多见于出生体重低于 1500g 的早产儿。经辅助或强制通气的患儿在 3~5 天后,随内源性肺表面活性物质增多,症状会好转,表现为自限性恢复的特点。

【实验室检查】

(一)卵磷脂/鞘磷脂比(L/S)

羊水中 L/S 比值<1。胎儿发生 RDS 危险性可达 100%;I/S>2,发生 RDS 的危险性<1%。同一胎龄小儿的 L/S 可以变化很大,因此单纯用 L/S 不能判断是否发生 RDS,但可以作为预防的指征。羊水中磷脂酰甘油(PG)和 SP-A 也可以作为判断肺成熟的辅助指标,两者在接近出生前偏低,提示肺不成熟。在肺不成熟的胎儿,如果 US,PG,SP-A 均很低,发生 RDS 的危险性非常高。测定气道吸出液或出生后早期胃液的以上指标,也可以辅助判断 RDS 治疗

效果及转归。也有研究应用显微镜微泡计数法,检测气道清洗液或胃液中微小气泡与大气泡比例,间接判断内源性肺表面活性物质含量与活性,可有助于床旁快速判断 RDS 疾病程度和治疗效果。

（二）血气分析

为最主要实验室检查。患儿呼吸治疗时必须测定动脉血氧分压（PaO_2）、二氧化碳分压（$PaCO_2$）和 pH。发病早期,$PaO_2 < 6.6kPa(50mmHg)$,$PaCO_2 > 8kPa(60mmHg)$,pH < 7.20,BE < $-5.0mmol/L$,应考虑低氧血症、高碳酸血症、代谢性酸中毒,经吸氧或辅助通气治疗无改善,可转为气道插管和呼吸机治疗,避免发生严重呼吸衰竭。一般在开始机械通气后 1～3 小时以及随后 2～3 天的每 12～24 小时,需要检查动脉血气值,以判断病情转归和调节呼吸机参数,以保持合适的通气量和氧供。

【诊断与鉴别诊断】

根据上述临床表现及胸部 X 线的表现,诊断不难。需要鉴别诊断的疾病有:

（一）新生儿湿肺

又称暂时性呼吸困难或肺液转运障碍。多见于接近足月儿和足月儿,有剖宫产、羊水吸入、母亲产前应用大量镇静剂等病史。临床症状类似早产儿 RDS,一般主要表现为气促,60～100 次/分,可以出现吸气性凹陷征,肺内有湿啰音。X 线胸片特征为:肺门纹理增强、肺泡、叶间、间质积液、肺血管充血,肺气肿等。如果经吸氧临床症状没有改善或更加重时,宜采用持续气道正压通气（CPAP）或气道插管机械通气治疗,一般 24～72 小时 X 线检查见肺液快速吸收和呼吸急促症状的缓解。

（二）B 族溶血性链球菌（GBS）肺炎

可见于早产、近足月和足月新生儿,母亲妊娠后期有感染及羊膜早破史,临床发病特点同早产儿 RDS,可以有细菌培养阳性。胸部 X 线检查表现为肺叶或节段炎症特征及肺泡萎陷征,临床有感染征象,病程 1～2 周。治疗以出生后最初 3 天采用联合广谱抗生素,如氨苄西林加庆大霉素,随后应用 7～10 天氨苄西林或青霉素,剂量要求参考最小抑菌浓度,避免因剂量偏低导致失去作用。

（三）遗传性 SP-B 缺乏症

又称为"先天性肺表面活性物质蛋白缺乏症",于 1993 年在美国发现,目前全世界有 100 多例经分子生物学技术诊断明确的患儿。发病原因为调控 SP-B 合成的 DNA 序列碱基突变。临床上表现为足月出生的小儿出现进行性呼吸困难,经任何治疗干预无效。可以有家族发病倾向。肺病理表现类似早产儿 RDS,肺活检发现 SP-B 蛋白和 SP-B mRNA 缺乏,并可以伴前SP-C 合成与表达的异常,其肺组织病理类似肺泡蛋白沉积症。外源性肺表面活性物质治疗仅能暂时缓解症状,患儿多依赖肺移植,否则多在 1 岁内死亡。

【预防】

预防 RDS 的主要手段包括预期产程并及时做好接生和早产儿复苏急救准备,还可以通过产前评估、产前母体糖皮质激素以及出生后肺表面活性物质的预防性给药,达到预防 RDS 发生的目的。肺表面活性物质在妊娠 22～24 周胎儿肺中出现,25 周左右已可在羊水中检测出,在 32～35 周大量合成。肺表面活性物质在足月出生的新生儿肺内非常丰富,且具有很高的表面活性,但在 32 周以下出生的早产儿,特别是 28 周以下出生、体重低于 1000g 的超低出生体重儿,60%~80% 可以发生呼吸窘迫。

产前给予糖皮质激素治疗,一般产前使用激素的最佳时间为分娩前 24 小时~7 天,给予地塞米松每次 6mg,2~4 次,每次间隔 12~24 小时;或倍他米松,每次 12mg,每天 1 次,共 2 次,可以显著降低 24~34 周早产新生儿 RDS 发生率和新生儿死亡接近 50%,并可以减少新生儿脑室内出血。对于早产儿出生后立即预防性气道内给予肺表面活性物质可以减少 RDS 发生。临床研究亦显示产前给予糖皮质激素和出生后给予肺表面活性物质可以产生增强效果,更有利于预防 RDS。

【治疗】

(一)辅助呼吸治疗

1.氧疗

可以部分改善低氧血症,其作用原理为提高局部通气-灌流差的肺泡内氧分压,使局部痉挛血管舒张,减少右向左分流,提高动脉氧饱和度。持续高氧($FiO_2 > 0.5$)24 小时以上可以导致肺水肿和炎症,严重者出现支气管发育不良(BPD)和眼球后视神经血管损害。

2.经鼻持续气道正压通气(CPAP)

简易水封瓶 CPAP 装置,或带有湿化器的专用 CPAP 装置产品,比较简单,使用方便,但存在氧浓度无法控制和调节、压力不稳定、易诱发气胸等并发症的缺点。CPAP 装置供氧浓度连续可调(21%~100%),气流流量可变(0~12L/min),并具有供气压力上限报警和安全卸压(11cmH$_2$O)阀门装置,在治疗中可以保持供气压力稳定,显著提高使用的安全性和有效性,减少气胸等并发症,尤其适用于 <1500g 体重的早产儿和极低出生体重儿。治疗中一般通过调节流量保持供气压力水平。治疗中供氧浓度在 25%~50%、流量 4~12U min 可以保持 PEEP 在 4~7cmH$_2$O,SpO$_2$ 保持在 88%~93% 之间。经 1~3 天治疗后,如果 PEEP 可以下调至 0~1cmH$_2$O 以下,供氧浓度在 25% 以下,仍可维持 SpO$_2$ 达到 88%~93%,可以转为短时间头罩吸氧至停止呼吸治疗。

3.气道插管和呼吸机治疗

应用指征一般考虑经头罩或 CPAP 治疗 6~12 小时以上病情无改善,且继续加重,可以考虑气道插管和机械通气。临床采用机械通气的一般原则为:$FiO_2 > 0.5$,呼吸机参数设定为吸气时间(Ti)最初在 0.3~0.4 秒,呼气末正压(PEEP)在 3~6cmH$_2$O,通气频率(f)为 50~60 次/分,气道峰压(PIP)在 20~30cmH$_2$O,以可见胸廓运动为适宜,潮气量(VT)通气 6~8ml/kg 体重,达到 PaO$_2$ 在 50~70mmHg,PaCO$_2$ 在 45~55mmHg。如果出现呼吸对抗,可以考虑采用镇静剂和肌肉松弛剂,或调节同步触发通气。一般宜控制吸气时间参数上限为 Ti <0.5 秒,PIP<35cmH$_2$O,PEEP<10cmH$_2$O,f<70 次/分,同时保持每分通气量(VE)在 250~400ml/kg。严重呼吸衰竭时伴有肺动脉高压者,可以吸入一氧化氮(NO),高频振荡通气(HFOV)也可以治疗早产儿 RDS,在缺乏肺表面活性物质制剂或常频机械通气效果不良时选用 HFOV,可能迅速改善通气障碍,缩短呼吸机治疗时间,并降低 CLD 发生危险性。治疗时初调参数为:振荡频率 7~12Hz,平均气道压 1.0~1.8kPa(10~18cmH$_2$O),振幅达到 3~4kPa;待 SpO$_2$ 上升到 >85%、PaO$_2$>7kPa,PaCO$_2$<7kPa,可以将平均气道压和振幅下调到

能够维持上述参数在适当水平。参数调节原则上以动脉 $PaCO_2$ 不出现急剧变化为适宜,避免导致脑血流迅速下降,诱发继发性缺血缺氧性脑损伤。

(二)液体治疗

由于 RDS 早期有肺液转运障碍和肺血管高通透性水肿,出生后最初 3 天进液量可以控制在 $50\sim70ml/(k \cdot d)$,然后逐渐提高到 $80\sim100ml/(kg \cdot d)$。密切监测血电解质,酌情给予钠盐,避免因皮肤薄、非显性失水等原因导致高钠血症和脑损害。在用补液治疗高钠血症时,可能会导致高血糖,可以视情况经胃管输入液体。补充胶体液亦应谨慎,因由于高血管通透性会使输入蛋白沉着于肺间质,使间质胶体渗透压增加,加重间质肺液滞留。碳酸氢钠液可以稀释后缓慢静脉推注,不主张持续滴注。RDS 患儿会因低氧血症使细胞钠-钾 ATP 酶功能低下和肾功能不全,出现高钾血症,因此出生早期不必补钾。出生后会出现短时间甲状旁腺功能低下,可以适当补充钙剂。

(三)血压维持

早产儿外周血压低于 $30mmHg$ 时,脑血流低灌注可以导致脑损伤。低血压可能与血容量过低有关。可以按 $10\sim20ml/kg$ 输入血浆等液体以提高血压,同时给予多巴胺和多巴酚丁胺 $5\sim15\mu g/(kg \cdot min)$。纠正低血压要避免剧烈血压波动,否则会诱发脑出血。在有肺动脉高压时,目前不主张用全身性扩张血管药物,因可造成全身血管舒张导致低血压。可以考虑应用关闭动脉导管药物和吸入 NO 等治疗方式。

(四)护理

对极低体重新生儿 RDS,可通过伺服控制方式,调节环境温度在 $36.5\sim37℃$,控制肛温在 $37℃$。在此条件下保持能量消耗在 $55kcal/(kg \cdot d)$,为出生早期进液量控制时所必需。环境相对湿度保持在 70% 以上。不主张反复气道吸引、改变体位等护理,以减少因过多刺激带来脑血流剧烈波动导致颅内出血。动脉留置导管主要在发病早期,待病儿稳定后应该及时拔掉,避免医源性损害。俯卧位可以应用于机械通气时,可以促进背部肺泡扩张,改善局部肺泡的通气灌流失调。

(五)营养

在 RDS 急性期不给予脂肪乳剂,因脂肪乳剂会对于低氧性肺血流下降产生不利影响。在 RDS 恢复阶段,可以考虑补充氨基酸、脂肪乳剂等。对于贫血者,可以输血和补充红细胞成分等,保持红细胞比容在 40%~50%。

(六)抗生素应用

如果考虑为 GBS 感染,在做血培养后,即可应用氨苄西林和庆大霉素预防性治疗。如果血培养阴性,外周白细胞计数为正常范围,可以停用抗生素。一般应用抗生素为 1 周。如果母亲在分娩前已经应用过抗生素,对血培养阴性者必须根据临床状况处理。对于呼吸机治疗过程中出现气道清洗液培养细菌阳性,可以根据是否为致病菌和药敏试验结果来决定抗生素是否应用。

(七)肺表面活性物质治疗

20 世纪 80~90 年代,国际儿科新生儿医学最突出成果是应用外源性肺表面活性物质对 RDS 的研究在临床预防和治疗的成功。1959 年,美国 Mary Ellen Avery 医师首次提出 HMD

的病因是肺表面活性物质缺乏。1980年,日本藤原泽郎(TetsuroFujiwara)医师首次报道了应用牛肺表面活性物质制剂治疗10例HMD成功。1990年以来,发达国家和地区已普遍应用肺表面活性物质预防和治疗RDS。

1.肺表面活性物质制剂

目前国外常规应用的肺表面活性物质制剂为牛和猪肺提取物,富含磷脂和一定量的SP-B和C,不含SP-A,其中以Survanta(牛肺,美国)、Infasur(小牛肺,美国)、Curosurf(猪肺,意大利)为代表。或者为人工制备的磷脂-醇复合物,不含任何动物源蛋白,如Exosurf(美国,目前已基本不生产)。肺表面活性物质制剂应用指征仅限于新生儿RDS,但也有应用于新生儿和婴幼儿肺部炎症、吸入性损伤等的报道,有一定疗效。外源性肺表面活性物质的代谢主要为肺泡Ⅱ型上皮细胞的摄取和再利用。动物研究显示治疗剂量的肺表面活性物质磷脂的生物半衰期为30～40小时,肺内清除速率为每小时2%～4%。应用稳定同位素的人体研究发现,新生儿肺通过摄取原料合成肺表面活性物质磷脂(磷脂酰胆碱)的速率为每天肺内总量的2%～4%,或4.2mg/(kg·d),但半衰期长达5～6天。

2.肺表面活性物质预防性治疗RDS的指征

出生体重1000克以下常规应用,一般在出生后15～30分钟气道插管后滴入100mg/kg,以防止RDS的发生。临床试验的结论表明对于部分婴儿是有利的,但从经济上看,可能对相当一部分原本不发生RDS的婴儿做了不必要的治疗,因而不主张广泛使用,而局限于对小胎龄极低出生体重儿和珍贵儿有选择地使用。对于胎龄在30～35周、中度呼吸困难的RDS患儿,即使单纯呼吸机治疗,也可以在3～4天后恢复,而不需要依赖外源性表面活性物质治疗。

3.表面活性物质救治性(rescue)治疗

RDS的指征对于已经出现RDS临床征象的早产儿,可以在机械通气下气道滴入100～200mg/kg,并调节呼吸机参数,保持合适的通气压力,避免出现气漏等并发症。肺表面活性物质治疗的疗效首先为用药后短时期内氧合状况的改善。可以表现为血氧分压的迅速提高,一般给药后几分钟到1～2小时内可以使动脉氧分压提高50%以上,吸入氧浓度下调10%～20%以上。相应的可以将机械通气的吸气峰压减少3～4cmH$_2$O。50%以上的患儿经单剂量治疗可以在12～24小时显著改善临床状况。反应差者可以占10%～20%,部分给予反复治疗1～2次,可以使临床症状进一步改善。治疗时机宜早,在出生后1～12小时内给药效果较出生后12～24小时以后给药的即刻疗效要显著。疗效不佳的原因,除了表面活性物质制剂本身外,主要与RDS肺内有肺表面活性物质耗竭,缺氧对肺泡组织细胞合成肺表面活性物质的抑制,肺泡毛细血管高通透性致大量血浆蛋白渗出,抑制内源性肺表面活性物质活性有关。

【临床并发症】

(一)支气管肺发育不良(bronchopulmonary dysplasia,BPD)

为继发性慢性肺部病变,早产儿特别是经较长时间氧疗和机械通气可诱发,表现为生后2～3周对机械通气和吸入氧的依赖,严重病例肺部有放射学上纤维化的表现。应用肺表面活性物质治疗RDS可以减少BPD的发生,主要在于肺表面活性物质可以显著减少患儿对机械通气和氧疗的依赖时间,并降低机械通气压力和吸入氧浓度。预防性给药针对极低体重儿和极小胎龄儿可能有预防作用。呋塞米,静脉1mg/kg,一天2次,口服2mg/(kg·d);氢氯噻嗪,2mg/kg,一天 2 次,与氯化钾同时服用;氨茶碱剂量控制以血浓度保持为 12～15mg/L 为安全有效。地塞米松治疗在出生后第 4 周开始,0.25mg/kg,一天 2 次,每 1～2 天剂量减半至 0.01～0.02mg/kg,一天 2 次,总疗程在 5～7 天,以尽量减少皮质激素的不良反应,如高血糖、消化道出血、肾上腺皮质功能抑制、败血症、生长迟缓等。如果皮质激素治疗 7 天无效,应放弃该疗法。治疗效果以小儿依赖呼吸机和高氧治疗的状况缓解、体重增加、没有感染等并发症来判断。

(二)气胸及纵隔气漏气胸和气漏(纵隔气肿、间质气肿)

是 RDS 的主要并发症,一般需要行胸腔插管闭式引流。主要预防手段为柔和的复苏手法和小潮气量机械通气,或采用新型 CPAP 装置,可以通过稳定通气压力降低其发生率。目前,经肺表面活性物质治疗后的发生率可以减到 10% 以下。

(三)肺出血

肺出血为严重临床并发症,一般止血药物往往难以奏效。约有 2%～7% 的经肺表面活性物质治疗的新生儿可以并发肺出血。有报道应用肺表面活性物质制剂治疗肺出血有效,但对于早产极低出生体重儿预后差。

(四)持续动脉导管开放

持续动脉导管开放(PDA)多见于经肺表面活性物质治疗后的 RDS 患儿。20 世纪 90 年代普遍应用后仍在 35%～60%。为使关闭动脉导管,可以在出生后第 3 天起,静脉给予吲哚美辛(indomethacin)或布洛芬(ibuprofen)治疗。如果无效,可以手术结扎使之关闭。

【足月儿 RDS】

(一)足月儿原发性 RDS

一般见于窒息后有肺水肿的足月儿。大部分没有胎粪污染羊水,而无早产儿发生 RDS 的情况,但可以有产前和产时窒息史,使肺泡上皮细胞的肺液清除功能下降。同时,可以有胸片肺野渗出似炎症、心影大、二尖瓣和三尖瓣关闭不全、低血压、肝脏增大、少尿等症状。彩超检查可以发现心脏收缩力和心排血量下降等。但一般在机械通气和纠正低氧、酸中毒后,会在 24 小时恢复。

(二)足月儿获得性 RDS

随着年龄的增加,发生 RDS 的比例逐渐降低,但是由于非医学适应证剖宫产比例的增高,即使达 37 周,发生 RDS 的比例仍可达 4% 左右。此类患儿与早产儿 RDS 在临床症状和放射学检查上相似,而不同于窒息后肺水肿,其没有窒息史及心功能低下。可能为表面活性物质相对缺乏,可以考虑用外源性表面活性物质治疗,如果效果不好,则可以用高频震荡通气(HFOV)等治疗手段。

(三)先天性肺泡蛋白沉积症和表面活性物质蛋白 B 缺乏

发病原因为调控 SP-B 合成的 DNA 序列碱基突变。临床上表现为足月出生小儿进行性呼吸困难,经任何治疗干预无效。可以有家族发病倾向。肺病理表现类似早产儿 RDS,肺活检发现 SP-B 蛋白和 SP-B mRNA 缺乏,而前 SP-C(proSP-C)基因表达提高。肺组织病理类似肺泡蛋白沉积症。外源性肺表面活性物质治疗仅能暂时缓解症状,不能治愈,患儿多在 1 岁内死亡,或者依赖肺移植。

第六节　胎粪吸入综合征

胎粪吸入综合征（MAS）也称为胎粪吸入性肺炎（meconium aspiration pneumonia），多见于足月儿和过期产儿。胎粪最早可见于 32 周早产儿，但一般在 38 周后出生的新生儿为明显；自出生后第一天排泄出，胎粪为墨绿色、无味、黏稠的肠道排泄物，由胎儿消化道和皮肤脱落细胞、分泌物、胎脂等组成，不含细菌。在胎儿接近成熟时，胎粪可以受肠道蠕动作用，在副交感神经和肠动素影响下，排出到羊水中。胎儿在宫内的呼吸运动，在促使肺液分泌时，也可以将胎粪污染的羊水吸入气道和肺内。在脐带受压、胎儿窘迫、低氧血症、分娩时窒息等病理条件下，胎儿出现肛门括约肌松弛及强烈呼吸运动，可以将胎粪污染的羊水大量吸入。

【临床流行病学】

胎粪污染羊水可见于 1/10～1/4 的活产足月和过期产新生婴儿，其中约 1/3 可以出现临床呼吸困难的症状。发生严重呼吸衰竭、依赖气道插管和机械通气者仅占小部分。中国香港资料显示胎粪污染羊水占 13% 的活产婴儿，其中 12% 诊断为 MAS，依赖气道插管和机械通气者占 MAS 的 15%，或者为胎粪污染羊水活产婴儿的 1.4%。发生 MAS 危险性随胎龄而增大，在胎龄 37 周为 2%，但到 42 周时可以高达 44%。

【病因和病理生理学】

大量羊水胎粪吸入可以在产程未发动时、产程启动和分娩阶段。一般认为 MAS 与胎儿宫内窘迫相关，但目前资料并不完全支持。胎儿心率变化、Apgar 评分、胎儿头皮血 pH 等指标与羊水胎粪污染并不相关。但根据 MAS 随胎龄危险性增高看，提示宫内胎粪排出与胎儿副交感神经发育成熟及对于脐带受压迫后的反射性调节有关，而且胎粪排出也反映了胎儿消化道的发育成熟带来的自然现象。在胎儿受到刺激时（受挤压、脐带纽结、窒息、酸中毒等），胎儿肛门括约肌松弛并排出胎粪入羊水中，同时反射性开始深呼吸，将污染的羊水及胎粪吸入气道和肺内。由于正常情况下，肺内分泌液保持肺液向羊膜囊流动，胎儿宫内呼吸运动的实际幅度非常小，即使出现少量胎粪进入羊水并不会被大量吸入肺内。但在妊娠后期随羊水减少、产程发动开始刺激胎儿等因素，可能表现为胎儿出现窘迫的征象。

进入气道的胎粪颗粒可以完全阻塞支气管，导致肺叶或肺段不张。当气道部分阻塞时，因气道压力高，使气体进入外周肺泡较容易，而排出气体压力较低，使气道部分阻塞成为完全阻塞，外周肺泡气体滞留导致肺气肿。肺组织过度膨胀时表现为肋间饱满、下压横膈等征象。在大小气道内的胎粪，可以刺激黏膜，产生炎症反应和化学性肺炎。出生后复苏抢救时，如果气道内的胎粪没有及时吸引清除，会逐渐向小气道及外周肺组织内移动，进入肺泡的胎粪则可以抑制肺表面活性物质，导致局部肺泡萎陷。肺部在以上原因的综合影响下，通气和换气功能出现障碍，表现为持续低氧血症、高二氧化碳血症和酸中毒等，严重时出现肺动脉高压。进入肺泡的胎粪颗粒可以立即被肺泡巨噬细胞吞噬和消化。

由于 MAS 往往伴有产前、产时和产后的缺氧，可能在生后早期肺部的病理损伤方面起更大的影响。气道和肺泡上皮细胞可以因缺氧而变性、坏死、脱落，肺泡内有大量渗出和透明膜形成。

【临床表现及诊断】

对 MAS 临床诊断主要有以下方面：

（一）宫内窘迫史

有宫内窘迫或产时窒息者，可以在出生后 1、5、10 分钟进行 Apgar 评分，低于 3 分，为严重窒息可能。但严重 MAS 者，Apgar 评分可能在 3～6 分，与临床呼吸窘迫程度不成比例相关。

（二）分娩时有胎粪污染羊水

此为发生呼吸窘迫的重要临床诊断依据。如果在分娩时有大量胎粪在婴儿皮肤、指甲、脐带污染，或从口腔、气道吸引出胎粪，则对于呼吸窘迫的病因基本可以确定。

（三）临床出现呼吸困难症状

一般表现为进行性呼吸困难，有肋间凹陷征。在出生后 12～24 小时，随胎粪进入外周肺而表现出呼吸困难加重，气道吸引出胎粪污染的液体。呼吸困难的原因可以是气道阻塞使肺泡扩张困难，但更由于窒息导致胎儿肺液不能排出和低氧性肺内血管痉挛。体格检查可以发现胸廓较饱满等，系肺气肿的缘故。

（四）放射学检查

有胎粪颗粒影、肺不张和肺气肿等征象。

（五）重症 MAS 血气检查

表现为低氧血症和高碳酸血症，可以有严重混合性酸中毒，必须依赖经气道插管和机械通气。

【并发症】

（一）气漏和气胸

由于胎粪阻塞小气道导致气陷，使肺泡破裂，变成肺大疱，如果胸膜脏层破裂，可以出现气胸。如果气体沿肺泡间质小血管鞘漏出，可以造成纵隔气肿和心包积气。治疗上可以采用胸腔闭式引流治疗气胸，同时使用肌松剂等抑制患儿过强烈的自主呼吸活动。

（二）持续肺动脉高压

一般采用吸入一氧化氮治疗，可参见本书有关章节。

【治疗】

（一）清除胎粪和气道吸引

分娩时遇到胎粪污染的新生儿应做如下抉择：如果出生患儿为有活力儿（即有自主呼吸，肌张力基本正常，心率达到 100 次/分），则只需要用冲洗球或大口径吸引管清理口腔和鼻腔分泌物以及胎粪。如果患儿为无活力儿（即无自主呼吸，肌张力低，心率小于 100 次/分），立即进行气管插管，吸出声门下气道内胎粪，每次吸引时间不要超过 5 秒钟。反复气道吸引可能降低 MAS 临床危重程度，但是经反复吸引的 MAS 发展为依赖呼吸机治疗的情况仍比较普遍。由于胎粪污染羊水可以被吞咽，因此在胎儿出生后趋稳定时，可以经胃管吸引，以防止胃内容物反流，再吸入肺内。

（二）氧疗

对于有呼吸困难者可以吸氧，并可以给予持续气道正压通气（CPAP），3～7cmH$_2$O，以保持扩张中小气道,改善通气和灌流。如果吸入 100％氧时,动脉氧分压仍然低于 50mmHg,应给予气道插管和机械通气。

(三)常规机械通气

常规机械通气(CMV)应用原则为适当加快通气频率,降低 PEEP,保持分钟通气量足够,避免过大潮气量通气。因此,可以采用的参数为:通气模式采用定容或定压 A/C 或 SIMV,供气时间<0.5 秒,通气频率 40～60 次/分,PEEP 在 2～3cmH_2O,潮气量在 6ml/kg,分钟通气量为 240～360ml/kg,PIP 在 20～25cmH_2O。如果出现呼吸机对抗现象,可以先采用触发敏感度调节,获得相对合适的实际通气频率,如 50～60 次/分,尽量控制少用或不用镇静剂和肌松剂。对抗可能造成颅内血压和血流的剧烈波动,但抑制自主呼吸会降低气道内纤毛黏液系统借助咳嗽运动将气道内容物排出。如果自主呼吸比较强烈,有烦躁不安,也可以用 SIMV＋PSV 或 PSV 模式通气,可以降低平均气道压(MAP),可以减少肺泡压力差剧烈变化导致的气胸。呼气时间宜适当延长,以避免内源性 PEEP 形成带来肺泡破裂和气漏。

(四)高频通气高频通气(HFOV)

是目前治疗 MAS 普遍采用的通气方式,其优点为持续扩张气道,增加肺泡通气量,有助于改善通气一灌流比例。对于足月新生儿,HFOV 的参数一般采用 10Hz(600 次/分),振荡幅度一般在 30～40cmH_2O,达到肉眼可视小儿胸廓振动,通过调节 PEEP 使 MAP 较 CMV 时高2～3cmH_2O,一般在 15～25cmH_2O。HFOV 进行 1～2 小时后,会使深部气道和肺泡内的吸入物逐渐排出,氧合状况会有所改善,二氧化碳排出效率提高。

(五)肺表面活性物质

由于胎粪可以抑制肺表面活性物质功能,同时窒息缺氧也导致肺泡Ⅱ型上皮细胞合成分泌表面活性物质障碍。因此,外源性表面活性物质治疗成为一种可以选择的方法。一般用表面活性物质治疗后 3 小时,氧和指数(OI＝FiO_2×MAP×100/PaO_2)由给药前的平均 36 下降到 24,给药后 12～24 小时,FiO_2 由 1.0 下降到 0.73,提示肺表面活性物质治疗 MAS 后短期内可以显著提高气血交换及氧合水平,改善通气效率。临床研究采用多剂量表面活性物质可以显著改善低氧血症。Findlay 等应用牛肺肺表面活性物质制剂随机对照治疗 40 例 MAS 得到显著临床效果。在给药组 20 例中,作者采用气道插管侧孔连续注入技术,将每千克体重150mg 肺表面活性物质制剂在 20 分钟内给入,同时保持机械通气不停。给药后使 a/A 比值由 0.09 升高到 0.30 以上,01 由 24 下降到 10 以下,多数患儿需在随后的 6～12 小时内再给予1～2 剂(首剂的 1/2 量),方可使疗效稳定。此种治疗使得机械通气时间和住院天数减少,并对氧疗依赖程度较低。

(六)吸入一氧化氮

由于窒息导致的持续肺血管痉挛,可以发展成持续肺动脉高压症,表现为机械通气依赖>60％氧供,动脉导管和卵圆孔出现右向左分流、三尖瓣反流等,可以经床旁彩超测定出。应用带吸入一氧化氮(NO)供气装置的呼吸机(如西门子 30O 型),可将 NO 气体以低流量接入供气回路。如 NO 钢瓶供气浓度为 $1×10^{-3}$ (1000ppm,1ppm＝1/1000000 体积),目标浓度为10ppm,可以将 NO 供气流量调节到供气管道通气流量的 1％获得。应用电化学或光化学技术的 NO/NO_2 浓度测定仪,从三通接口连续抽样,测定出实际进入患儿肺部的 NO 浓度。常

用的起始浓度为 $10\sim20$ppm，在有效时逐渐下调为 $5\sim10$ppm，治疗时间为 $1\sim3$ 天。治疗有效者，可以在吸入 NO 后数分钟至数小时内，动脉氧分压提高 10mmHg，吸入氧气浓度下降 $10\%\sim20\%$，同时可以经彩超检查发现右向左分流转变为双向分流或左向右分流，提示肺动脉压开始下降。

（七）体外膜肺（extracorporeal membrane oxygenation，ECMO）

为生命支持技术中挽救肺功能丧失的主要手段。系采用颈外静脉引流出血液，经膜氧和器完成气血交换、加温、抗凝等步骤后，再将含氧血经颈总动脉输回体内，供应全身脏器。此时肺处于休息和修复状态。在数天至数周后，如果肺得到修复，可以恢复功能活动，则将体外循环关闭，使体内肺循环重新工作。MAS 是新生儿中进行 ECMO 治疗的主要对象，约占 $40\%\sim50\%$。目前，由于 HFOV 和吸入 NO 治疗的开展，新生儿中依赖 ECMO 治疗的患者数显著下降到以往的 20% 左右。由于存在结扎颈总动脉导致脑血供减少以及抗凝控制上的困难，产生微血栓，有脑栓塞的危险；加上人力和消耗品费用上的巨大开支，因此对此技术的应用存在局限性。中国尚未见新生儿常规开展此项技术。

第四章 儿科消化系统疾病

第一节 急性阑尾炎

急性阑尾炎发病率虽较成人低,但仍是小儿外科急腹症中最常见的疾病。新生儿罕见,5岁以后随年龄增长为发病高峰。小儿急性阑尾炎病情发展快,症状不典型,容易误诊和发生穿孔,文献报道高达 40%,因而早期诊断和治疗极为重要。

一、临床表现

1.全身反应

(1)精神异常:病变初期多表现为烦躁和哭闹,继而由于炎症和疼痛的刺激引起大脑皮质的抑制可出现精神不振、无力、活动减少、嗜睡等。

(2)发热:婴幼儿一般均有发热,体温可高达 39～40℃,少数营养差并发阑尾穿孔腹膜炎的患儿可能出现体温下降,提示病情危重。

2.腹部及消化道症状

(1)腹痛:较大儿童的典型病例,可与成人一样诉说有转移右下腹痛的病史。初期上腹部有轻度疼痛,逐渐阵发性加重,小时后炎症累及阑尾壁浆膜时,疼痛由上腹、脐周、转入右下阑尾部位。年龄越小,症状愈不典型。婴幼儿仅表现为阵发性闹、呻吟、拒食或静卧不动,触摸腹部时哭闹明显,易被误诊。

(2)恶心、呕吐:早期呕吐多是胃肠反射性反应,呕吐物多食物。较晚期患儿出现呕吐为腹膜炎所致,呕吐物可含胆汁、胃肠液,呕吐量多。婴幼儿阑尾炎时,呕吐往往出现于腹痛前。

(3)腹泻、便秘:小儿阑尾炎常发生稀便或腹泻,这可能与盆腔阑尾炎或盆腔内积脓刺激肠道及直肠,或合并肠炎等因素有关。个别患儿可因发热、呕吐及体液丢失而出现便秘。

3.体征

(1)固定的体位:由于盲肠转动或下垂可加剧疼痛,因此患儿选择某一疼痛最轻的体位很少改变,如侧屈髋位。

(2)腹部体征:①腹部压痛,小儿由于盲肠移动性较大,阑尾位置不固定,有时压痛可在右中腹、脐部附近、下腹中部,穿孔腹膜炎时全腹压痛。②反跳痛,炎症刺激腹膜后可出现反跳痛。③腹肌紧张,阑尾炎症弥漫形成周围炎及腹膜炎时,腹肌反射性收缩引起肌紧张。婴幼儿腹肌发育不完善肌紧张不如年长儿明显。阑尾穿孔腹膜炎可出现全腹性肌紧张。小儿不合作、哭闹可干扰腹肌紧张的检查,因此需分散小儿注意力,反复检查,必要时可使用适量镇静剂待小儿安静后进行检查,以确定腹肌紧张程度。④皮肤过敏,有些阑尾炎早期患儿合并阑尾腔梗阻,右下腹皮肤可出现感觉过敏,蛲虫性阑尾炎患儿更明显,这是内脏、躯干神经相互反射的表现。⑤多数患儿可有腹胀,听诊肠鸣音减弱,年龄越小越明显。⑥阑尾周围出现脓肿时右下腹可扪及包块,较大包块可触及波动感。

（3）其他体征:①直肠指诊可有右前方触痛,甚至可触及肿胀的条索状阑尾;②腰大肌试验,患儿左侧卧位,右髋过伸,腰大肌受到刺激疼痛,盲肠后位阑尾更明显;③闭孔肌试验,患儿仰卧,屈曲并内旋右髋关节后出现右下腹疼痛,是由于较长阑尾尖端刺激闭孔内肌所引起的疼痛;④Rovsing 征在小儿诊断上帮助不大。

4.实验室及其他检查

（1）血常规:白细胞数往往＞$10 \times 10^9/L$,中性粒细胞可高达 0.80 以上。

（2）尿常规:一般无特殊,但有时阑尾炎刺激输尿管或膀胱后尿常规可见少量红细胞和白细胞。

（3）X 线检查:有利于排除肠穿孔、肠梗阻。

（4）B 超:可发现肿大变形的阑尾及阑尾脓肿。

（5）血清 C 反应蛋白(CRP):CRP 增高有助于坏疽及穿孔性阑尾炎的诊断。

二、诊断

根据典型的转移性右下腹痛史及压痛、反跳痛、腹肌紧张体征,结合实验室检查白细胞升高等情况,一般可以做出诊断。婴幼儿或临床表现体征不典型者需反复、耐心、多次检查,有时需根据动态观察结果才能诊断。

在检查时需注意:能说话的患儿要在家属的配合下尽量争取合作,正面回答医生的询问,了解发病的时间,疼痛的性质。检查时注意手和听诊器都不要太凉。观察患儿的精神状态,如精神愉快,嬉笑自然,活动多而灵巧,触诊腹部时压痛位置不固定或不能肯定有肌紧张时不急于手术。

采用对比检查腹部方法:①检查者两手分别按压左、右下腹,并交替加重用力,观察患儿哭闹反应,如重压哭闹明显加剧,则以同样方法按压右上或右下腹进行对比;②患儿母亲握住患儿一手(一般握右手),允许另一手自由活动,同上述方法交替按左、右下腹,如患儿用自由手抵抗检查右侧按压说明右侧有压痛;③检查者一手重压右下腹痛点,患儿全力抵抗右侧按压之手,检查者另一手乘机按压全腹其他各处,如患儿均置之不理,则可知除右下腹外它处无压痛。为了明确压痛紧张的固定性,检查至少反复三次,第一次常选择在就诊时,第二次在血常规检查后,第三次在初步处理后(处方或收入院)。三次检查中最好有一次检查是在安静或安睡时,必要时可在使用镇静剂后进行检查。睡眠后皮肤痛觉过敏消失,对深压痛与肿块检查较重要。小儿骨盆小,直肠触诊与检查下腹比成人便利,可了解阑尾肿胀浸润的程度与范围。

诊断仍困难时,可考虑腹腔穿刺检查与 X 线检查。右下腹抽出液为血性、臭脓性或涂片有大量的细菌者为坏疽性阑尾炎。脓稀无臭味,有脓球而无细菌者无须急诊手术。穿刺未得渗液时,可注入 50ml 生理盐水再吸出检查。X 线检查对鉴别诊断肠梗阻、坏死性肠炎、胃肠穿孔有帮助。

三、鉴别诊断

1.肠痉挛症性腹痛

病因不明,好发于学龄儿,常突然发生腹痛,呈剧烈绞痛,持续时间不长,多为 $10 \sim 20 min$,很少超过 2h。体检腹软,偶有压痛但不固定,也无发热或白细胞数升高。此症发生率比阑尾炎高,不需手术,无须特殊治疗,一般均可自愈,但可反复发作。

2.肠系膜淋巴结炎

多与上呼吸道感染同时存在,腹痛较阑尾炎轻,多无阵发性加重,病程发展较慢,压痛不固定,主要在脐周,无明显腹肌紧张,反复腹部检查可确诊。本症不需手术,因此对鉴别困难、体征较轻的患儿,可暂用抗生素观察治疗数小时。

3.急性胃肠炎

常有不洁生凉饮食史,腹痛呈阵发性、痉挛性,多位于脐周、上腹或下腹,无固定压痛点及腹肌紧张,有腹泻。

4.梅克尔憩室炎

症状体征与阑尾炎相似,如病情允许,可作放射性核素扫描,如显示有异位黏膜的梅克尔憩室影可确诊。鉴别确有困难需手术时应作探查切口,术中如发现阑尾正常,应常规探查末端回肠 100cm 范围,找到憩室后予以切除。

四、治疗

1.治疗原则

阑尾炎诊断明确,尽可能早期手术。但就诊 3 天以上症状无恶化以及家属拒绝手术或其他特殊原因时,可用药物治疗。阑尾脓肿以药物治疗为主。在药物治疗中需密切观察发热、疼痛、压痛范围等是否趋向好转,病情加重应手术引流,并发肠梗阻者引流脓肿后可得到缓解。患儿观察 3 天以上症状稳定好转,显示腹膜炎已局限,双合诊又能摸到浸润块,应避免手术,以免感染扩散。待自然吸收或脓肿形成后再酌情引流或延期进行阑尾切除术。

2.抗生素治疗

常选针对球菌和革兰氏阴性杆菌及厌氧菌的药物。临床上目前小儿多用青霉素及氨苄西林、头孢类和甲硝唑静脉滴注。如有药敏试验结果则根据药敏情况选用抗生素。

3.手术方法

(1)尽量选麦氏切口:切除阑尾后应清除腹腔脓液,阑尾病变不明显者需探查回肠末端 100cm、(防止梅克尔憩室炎被遗漏)及盆腔器官。

(2)放置腹腔引流适应证:①阑尾穿孔、腹腔积脓、坏疽性阑尾炎;②阑尾残端处理不满意而影响愈合者;③切除阑尾或分离阑尾粘连后渗血不止可放置香烟引流或纱布填压引流;④已局限的阑尾脓肿。

4.腹腔镜阑尾切除

小儿腹腔镜阑尾切除术在国内、国外均有大宗病例报道,目前大多医院腹腔镜阑尾切除术已成常规手术。腹腔镜阑尾切除具有创伤小、患儿痛苦少、术后肠功能恢复快、住院时间短、腹部创口瘢痕小等优点。小儿腹腔镜多选用穿刺 Trocar,直径 5～10mm,手术操作时气腹内压保持在 1.07～1.33kPa(8～10mmHg),手术时间在 30min 左右。

第二节　急性肠套叠

肠套叠（intussusception）是指部分肠管及其肠系膜套入邻近肠腔所致的一种绞窄性肠梗阻，是婴幼儿时期最常见的急腹症之一，也是 3 个月至 6 岁期间引起肠梗阻的最常见原因。60％本病患儿的年龄在 1 岁以内，但新生儿罕见。80％患儿年龄在 2 岁以内，男孩发病率多于女孩，约为 4：1。健康肥胖儿多见，发病季节与胃肠道病毒感染流行相一致，以春秋季多见。常伴发于胃肠炎和上呼吸道感染。

一、临床表现

1.腹痛

既往健康的孩子突然发作剧烈的阵发性肠绞痛，哭闹不安，屈膝缩腹、面色苍白、拒食、出汗，持续数分钟或更长时间后，腹痛缓解，安静或入睡，间歇 10～20min 又反复发作。阵发性腹痛系由于肠系膜受牵拉和套叠鞘部强烈收缩所致。

2.呕吐

初为乳汁、乳块和食物残渣，后可含胆汁，晚期可吐粪便样液体，说明有肠管梗阻。

3.血便

为重要症状。出现症状的最初几小时大便可正常，以后大便少或无便。约 85％病例在发病后 6～12h 排出果酱样黏液血便，或作直肠指检时发现血便。

4.腹部包块

多数病例在右上腹季肋下可触及有轻微触痛的套叠肿块，呈腊肠样，光滑不太软，稍可移动。晚期发生肠坏死或腹膜炎时，出现腹胀、腹水、腹肌紧张和压痛，不易扪及肿块，有时腹部扪诊和直肠指检双合检查可触及肿块。

5.全身情况

患儿在早期一般情况尚好，体温正常，无全身中毒症状。随着病程延长，病情加重，并发肠坏死或腹膜炎时，全身情况恶化，常有严重脱水、高热、嗜睡、昏迷及休克等中毒症状。

二、诊断和鉴别诊断

凡健康婴幼儿突然发生阵发性腹痛或阵发性哭闹、呕吐、便和腹部扪及腊肠样肿块时可确诊。肠套叠早期在未排出血便前做直肠指检。本病应与下列疾病鉴别。

1.细菌性痢疾

夏季发病多，大便含黏液、脓血，里急后重，多伴有高热等感染中毒症状。粪便检查可见成堆脓细胞，细菌培养阳性。但必须注意细菌性痢疾偶尔亦可引起肠套叠，两种疾病可同时存在或肠套叠继发于细菌性痢疾后。

2.梅克尔憩室出血

大量血便，常为无痛性，亦可并发肠套叠。

3.过敏性紫癜

有阵发性腹痛，呕吐、便血，由于肠管有水肿、出血、增厚，有时左右下腹可触及肿块，但绝大多数患儿有出血性皮疹、关节肿痛,部分病例有肾脏病变。该病由于肠蠕动功能紊乱和肠壁血肿,也可并发肠套叠。

三、治疗

急性肠套叠是一种危及生命的急症,其复位是一个紧急的治疗过程,一旦确诊需立即进行。

1.非手术疗法

(1)灌肠疗法的适应证:肠套叠在48h内,全身情况良好,腹部不胀,无明显脱水及电解质紊乱。

(2)禁忌证:①病程已超过48h,全身情况差,有脱水、精神萎靡、高热、休克等症状者,对3个月以下婴儿更应注意;②高度腹胀,腹部有腹膜刺激征者;③X线腹部平片可见多数液平面者;④套叠头部已达结肠右曲(脾曲),肿物硬而且张力大者;⑤多次复发疑有器质性病变者;⑥小肠型肠套叠。

(3)方法:①B超监视下水压灌肠;②空气灌肠;③钡剂灌肠复位三种。

(4)灌肠复位成功的表现:①拔出肛管后排出大量带臭味的黏液血便和黄色粪水;②患儿很快入睡,不再哭闹及呕吐;③腹部平软,触不到原有的包块;④灌肠复位后给予0.5~1g药用炭(活性炭)口服,6~8h后应有炭末排出,表示复位成功。

2.手术治疗

肠套叠超过48~72h,或虽时间不长但病情严重疑有肠坏死或穿孔者以及小肠型肠套叠均需手术治疗。根据患儿全身情况及套叠肠管的病理变化程度选择进行肠套叠手法复位、肠切除吻合术或肠造口术等。5%~8%患儿可有肠套叠复发,灌肠复位比手术复位的复发率高。

第三节 胃扭转

胃扭转是胃的部分或全部发生旋转导致胃内梗阻。正常胃的位置是由胃膈韧带、胃脾韧带、胃肝韧带、胃结肠韧带和十二指肠腹膜后韧带五条韧带固定,如果这些韧带出现先天异常或膈肌出现某些发育异常,就会导致胃扭转发生。

儿童急性胃扭转临床上较少见,有报道44%在一岁以内发病,80%在5岁以内发病,男孩发病明显高于女孩。

一、病因

胃扭转病因有胃本身的内在原因即原发性胃扭转,也有胃本身以外的原因即继发性胃扭转。继发性胃扭转在小儿最为常见,其中膈疝和膈膨升是继发性胃扭转最常见的病因,由于先天性膈肌发育不良,造成胃固定韧带松弛或胃肠道疝入胸腔,最后导致胃扭转。另外腹腔内粘连或束带、膈神经麻痹、胸膜粘连和左肺切除可导致胃扭转。

另一类找不到原因的胃扭转称为特发性胃扭转,其可能与进奶后取仰卧位有关,也有人报道行Nissen胃底折叠术后也可致胃扭转。

二、病理分类

从解剖学角度可将胃扭转分为器官轴型、系膜轴型和混合型三种类型。

器官轴型胃扭转是沿贲门和幽门纵轴线旋转，多发于存在膈肌异常的患儿。由于胃小弯较短，而贲门和幽门又相对固定，使胃大弯较易沿器官轴向上扭转，多是从前方向上扭转。

系膜轴型胃扭转是从胃大、小弯中点连线为轴从右向左或从左向右扭转，多发生于膈肌正常的患儿，常常是从右向左旋转。

混合型胃扭转兼有上述两型特点，在慢性胃扭转的患儿中较多见。

小儿以器官轴型最常见，混合型最少见。

另外按扭转程度可分为完全性和不完全性胃扭转，完全性是指扭转达到或超过 $180°$，而不完全性是指扭转小于 $180°$。根据病程的快慢可将胃扭转分为急性胃扭转和慢性胃扭转。

三、临床表现

呕吐是最主要的症状，吐后仍有较强求食欲。急性胃扭转发病急，进展快，有些患儿很快出现绞窄性肠梗阻表现，出现胃肠道出血、胃穿孔，甚至休克，有较高死亡率。慢性胃扭转表现常常不典型，可出现嗳气、恶心、呕吐、上腹不适、胀痛等慢性胃病症状。

胃扭转症状取决于胃梗阻和旋转的程度。急性发作 70% 儿科患者表现为急性胃扩张，鼻胃管通过困难，呃逆，也有上腹痛、胸痛等症状。

四、诊断

腹部 X 线摄片通常可以诊断，X 线钡餐造影是最有特异性的检查方法，根据扭转类型不同可有不同的 X 线征象，如胃大、小弯位置交换，胃内双液平面，多数右液平面高于左液平面，球体倒挂等。近年来开展的胃镜检查也是诊断胃扭转较可靠的方法。

对于持续性呕吐患儿，应行 X 线腹部摄片及 X 线钡餐检查；对于持续性干呕，伴上腹胀痛，胃管不能插入胃内的患儿应首先考虑急性胃扭转。

五、治疗

应按不同发病年龄和不同疾病应采用不同处理方法。

1.新生儿特发性胃扭转

多采用体位疗法，喂奶前尽量防止患儿哭吵，以免吞入空气，喂奶时将患儿上半身抬高并向右侧卧位，喂奶后不要搬动，保持原位，拍背数次，将胃内积气排出。新生儿胃扭转有自愈的可能，一般在 4~6 个月症状可逐渐消失，胃扭转自行复位。

2.较大儿童的慢性胃扭转

可采用稠厚饮食，配合体位疗法和体外按摩，胃扭转可自行复位。近年也有报道采用胃镜进行复位。

3.急性胃扭转

一般应急诊手术，防止胃壁坏死、穿孔，这是降低死亡率的关键。手术方法是整复扭转，并行胃固定术。手术原则是整复扭转的胃，并查清病因予以矫治。

六、预后

新生儿特发性胃扭转预后较好，经过体位和饮食疗法绝大部分可治愈。急性胃扭转预后决定于诊断时间,诊断越及时预后越好,主要死因是诊断不及时导致胃壁坏死穿孔。慢性胃扭转应仔细寻找病因,根据病因治疗,一般预后好。

第四节　食管裂孔疝

食管裂孔疝是指胃通过发育异常宽大的食管裂孔突入到胸腔内。像其他部位疝一样也可以伴有疝囊、回纳,甚至于发生嵌闭现象。

儿童阶段可以发生在各年龄组,往往在食管下端病损为主。

一、病理

按手术所见与病理研究,最重要的异常是裂孔本身即裂孔宽大,肌肉环薄细、无力,胃突入到横膈以上胸腔内,绝大多数病例并不伴有疝囊。贲门往往位于横膈以上,呈现各种不同病理类型,某些病例其迷走神经表现为不适当的松弛状态。一般形成裂孔疝须有3个因素:①膈肌的结构改变;②支持结构上有萎缩变弱;③腹腔压力增加失去平衡。儿童裂孔疝多为先天性膈裂孔发育不全所致。

病理类型主要是按裂孔疝本身疝入情况而定,一般分为滑动性食管裂孔、食管旁疝和巨大食管裂孔疝伴短食管。

据报道大多数新生儿及婴儿裂孔疝是一种滑动性疝。一般无须手术,多可以采用体位治疗。另一类型为非常大的疝,多见女性患儿,贲门常在胸腔内,频繁呕吐更是作为一种主要症状,可能是疝内胃血管出血(充血)之故。胸腔内胃可以有一个小的憩室,也可以发生食管狭窄合伴各种类型的消化性溃疡,形成一个局部狭窄环。

二、临床表现

由于许多新生儿仅伴有小裂孔疝,症状不典型,往往在临床上呕吐频繁或在X线检查中才发现有裂孔疝的存在,据文献报道似乎有地区差别,男女之比约3:1。

典型病史即是自出生后出现呕吐,其中80%病例是在出生后第一周内,另约15%是<1个月。一般呕吐量大、剧烈,大多数病例呕吐物含血性物,往往患儿母亲描述呕吐是棕褐色或巧克力色。大出血少见,呕吐为胆汁样亦罕见。

在无症状裂孔疝中,吞咽困难症状不太常见。当大量呕吐以后反而十分愿意摄入食物,吞咽中出现不适和烦躁通常提示在食管有狭窄与溃疡形成。一半以上患儿诉上腹部与剑突区有疼痛感。

贫血可以是由于出血及营养不良而致;贫血程度往往与食管炎严重程度有关。合伴其他先天性畸形情况:

1.先天性幽门肥厚性狭窄

据英国资料统计150例儿童食管裂孔疝中,新生儿、婴儿组5例手术中发现有先天性幽门肥厚性狭窄。

2.偏头痛和周期性发作综合征

Bonham-Carter提出一组中有12例裂孔疝发生症状典型伴头痛和周期性呕吐。

3.声门或气管异常

少数文献报道有这种异常情况。

4.智力发育延缓

据一组资料分析 150 例中有 12 例合伴有智力发育障碍,其中 2 例苯丙酮尿症、3 例糖尿病和 7 例伴 Down 症。

除上述情况外,因食管裂孔疝可以合伴食管下端炎性改变,又可因呕吐可误吸入肺部而导致吸入性肺炎。极个别严重病例可发生纳入胸腔的胃或肠管嵌闭梗阻甚至组织坏死。

三、诊断

临床上十分可疑病例往往行 X 线检查即可获得明确诊断,但有时需要反复多次。当胃内充满气体和咳嗽时,有一定量的反流,这在出生后初几个月中是正常的。如持续性反流则十分怀疑是否有裂孔疝可能,可做 X 线检查。

放射学检查主要是提示部分胃组织通过食管裂孔进入到胸腔,在某些患儿,甚至可见腹腔其他脏器组织也可随疝入胸腔。

也有一些征象可作为滑动性食管裂孔疝的参考,如:胃食管反流、食管胃角变钝、胃食管前庭上移和增宽、胃食管前庭段呈尖幕状、贲门以上管道黏膜纹增粗、扭曲和存在食管炎等。如出现这些征象,应做仰卧头低足高位检查,以提高检出率。

此外,食管动力学检查及食管 pH24 小时监测、食管内窥镜等也是辅助了解病况的检查方法。

四、治疗

新生儿期大多数滑动性食管裂孔疝(约占 90%),可以经非手术治疗而得到缓解,包括半卧坐位、少量多次喂养及增加营养等方法。而食管裂孔旁疝、经非手术治疗未得到缓解且伴严重症状的滑动性食管裂孔疝则往往需要外科手术加以纠治。

非手术治疗原则是降低腹压、防止反流和药物治疗,后者主要包括抗酸、抗胆碱药物及镇痛解痉药等。儿童食管裂孔疝除一部分轻中型滑动性食管裂孔疝外,均需要行手术修补纠治。

1.手术适应证

①有并发症的裂孔疝,如严重的食管炎、溃疡、出血、狭窄、脏器嵌顿和膈部并发症;②食管旁疝和巨大裂孔疝;③经内科正规治疗无好转者等。

2.手术选择的原则

手术必须要求做到:①贲门复位,使腹段食管回复到膈下正常位,且保留一段正常腹段长度,一般随儿童年龄而长度不一(1~3.5cm 不等),达到能对抗腹内压,这是贲门关闭的重要机制之一;②胃固定在腹腔,固定方法多种多样,如:Hill 提出的背侧胃固定术;③建立或(和)恢复抗胃食管反流机制,除了上述膈下腹段食管有足够长度外,还要有锐性 His 角,甚至有一部分学者提出加做 Nissen 胃底折叠术,以达到抗反流目的;④将扩大的裂孔缩小,主要缝合左右膈肌脚。

目前常用手术方法是经腹裂孔疝修补术,其优点不但可达到上述原则的要求,还可以探查腹腔内其他脏器有否畸变病损,在护理上也较经胸径路术方便一些。

手术结果:裂孔疝修补术后应随访,除了临床症状有无缓解外,还应做 X 线检查,特别注意有无反流,要做食管动力学测定和 pH24 小时监测,对比术前检查情况,以明确裂孔疝修补术抗反流的改善。据文献统计术后复发率在 0.98%～4%不等。

儿童裂孔疝修补术的早期术后并发症主要是肺部并发症,包括肺炎、肺不张、肺脓肿和哮喘病等及其他处感染,如:切口感染、脓胸、膈下脓肿和腹膜炎等。晚期并发症除了疝复发和胃食管反流外,常见的是气胀综合征,即不能打嗝和呕吐,其原因可能与手术中损伤迷走神经有关。故在手术中对做食管下端分离折叠术时,有相当一部分临床医师喜欢再加做幽门成形术,减少胃排空阻力,有利症状缓解。当出现复发时,需再次手术回复脏器及裂孔疝修补,复发大多数由于裂孔未能关闭到适当程度或缝合线撕裂。出现食管胃连接处狭窄,可望通过食管扩张得以解决。

严重的难扩性食管狭窄可做狭窄段切除食管-食管端端吻合、食管狭窄松解补片(结肠补片、人工生物合成补片)、代食管手术等。

第五节　先天性肠旋转不良

先天性肠旋转不良(congenital malrotation of intestine)是一组胚胎发育中肠管不完全旋转和固定的解剖异常,指胚胎期肠管在以肠系膜上动脉为轴心的旋转过程中进行的不完全或固定异常,使肠管位置发生变异和肠系膜附着不全,可引起上消化道梗阻和肠扭转肠坏死。本病主要见于新生儿期,但也有少数病例发生于婴儿或较大儿童。

一、胚胎学

先天性肠旋转不良的发生,与胚胎时期中肠的发育有关。在胚胎的第 6～10 周,消化管生长的速度超过腹腔的生长,因此中肠不能容纳在腹腔内而被挤到脐带底部,形成一个暂时性脐疝。到了妊娠第 10 周时腹腔的生长速度加快,容积增加,因此中肠又逐渐回复到腹腔内。此时正常的肠旋转即开始。中肠末端的盲肠、升结肠和横结肠,初时位于腹腔左方,在旋转时按逆时针方向从左向右旋转,至盲肠转到右下腹髂窝为止。正常旋转完成后,升结肠和降结肠即由结肠系膜附着于后腹壁,小肠系膜亦由屈氏韧带开始,由左上方斜向右下方,附着于后腹壁。

在中肠旋转阶段,如果发育不正常,就可产生肠旋转不良,结果盲肠不在右髂窝,而停留在右上腹、中腹或左腹部,同时结肠系膜和小肠系膜都不附着于后腹壁上。

二、病理

胚胎肠道在旋转过程中的某个阶段如果发生停顿,即可产生以下各种病理情况。

1.肠旋转不良、十二指肠被压迫

由于中肠从脐部回缩入腹腔后旋转的终止,盲肠和升结肠位于幽门部或上腹部胃的下方,而非正常地在右下腹部。从盲肠和升结肠发出的腹膜系带(Ladd 膜)跨越十二指肠第二段的前面,并附着于腹壁右后外侧,这样十二指肠就被它压迫而发生不完全性梗阻。有些病例盲肠旋转时,正好停留在十二指肠降部的前面,而被腹膜壁层固定,也造成该部十二指肠受压形成梗阻。

2.肠扭转

在肠旋转不良时,整个小肠系膜未能正常地从左上腹到右下腹宽广地附着于后腹壁;相反它仅在肠系膜上动脉根部附近有很狭窄的附着。在这种情况下,小肠易环绕肠系膜根部发生扭转。有时盲肠与升结肠非常游离,也可与小肠一道发生扭转,这即是中肠扭转,扭转多是顺时针方向的。扭转的结果是肠道在十二指肠空肠连接处和右结肠某处曲折成角而产生梗阻,在经时过久或扭转特别紧窄的病例,可造成肠系膜上动脉闭塞,使整个中肠发生梗死性坏死。

3.空肠上段膜状组织压迫

有些病例的十二指肠祥停留在肠系膜上动脉的前方而不进行旋转。在这种情况下,空肠起始段多被腹膜系带所牵缠,有许多膜状组织粘连压迫,并使它屈曲或变窄而形成不完全近端空肠梗阻。

在肠旋转不良病例中,以上三种病理改变为最常见:一般均有十二指肠第二段被压迫而发生不同程度的不全性梗阻,约 2/3 同时存在不同程度的肠扭转,也有约 1/3 同时合并空肠起始段屈曲和膜状组织牵缠压迫。

除此之外,尚有少数病例可见以下病理改变:①肠不旋转:中肠从脐带退回腹腔后,不发生任何程度旋转,小肠位于右侧腹部,盲肠、阑尾位于左下腹部;②盲肠位置正常的旋转不良:盲肠和(或)十二指肠位置正常,升结肠和结肠肝曲发出的腹膜带压迫十二指肠引起梗阻;③肠反向旋转:中肠从脐带退回腹腔后,中肠进行顺时针旋转而非逆时针,此时十二指肠及盲结肠左右位置颠倒,肠系膜上动脉位于横结肠前并压迫造成横结肠不全性梗阻;④其他:尚有高位盲肠、活动性盲肠、腹膜后盲肠及十二指肠旁窝等发育异常,它们与肠旋转不良有关,但不一定出现临床表现。

肠旋转不良可以作为一种孤立的畸形存在,也可合并或引发其他发育畸形。肠旋转不良总是先天性膈疝和腹壁缺损(腹裂和脐膨出)的组成部分。近 50% 的十二指肠闭锁和 1/3 的空回肠闭锁有肠旋转不良,这些畸形的发生可能与肠旋转不良有关。另外,8%～12% 的肠旋转不良合并十二指肠腔内隔膜或狭窄。有报道幽门肥厚性狭窄、胆囊和肝外胆道畸形亦可能部分与肠旋转不良有关。

三、临床表现

肠旋转不良有四种不同形式的临床表现,包括急性发作的中肠扭转、亚急性的十二指肠不全梗阻、慢性和反复发作的腹痛或呕吐,部分患者可长期无症状,仅在进行其他疾病检查时无意中发现。依症状发作的时期可将肠旋转不良分为以下两类表现:

1.新生儿肠旋转不良

绝大多数患儿出生后 24 小时内均有胎粪排出,量与色泽亦正常。起初数次喂奶经过亦多良好,一般是在第 3～5 天间开始出现呕吐。呕吐为本病最突出的症状,其特点是含有大量胆汁,呕吐物都呈碧绿色或黄色,每日 3～6 次不等,部分病例呕吐呈喷射状。由于十二指肠被膜状组织压迫所发生的梗阻为不完全性或间歇性,小儿发病后症状仍可暂时好转,但以后呕吐很快复发,婴儿多有体重不增或下降。在同时发生肠扭转者则为完全性肠梗阻,呕吐特别严重,且有完全性便秘。偶尔,肠旋转不良患儿发生便血,这是一个极其严重的症状,这是因为肠扭转后发生肠坏死,肠壁渗血而从肠道排出。

新生儿肠旋转不良腹部阳性体征不多。因为梗阻多为不完全性,位于十二指肠第二、三段,故只有胃和十二指肠近端的充气和扩张,加上婴儿呕吐频繁,故上腹膨胀并不严重。只是在个别病例偶然可以见到上腹部从左到右的胃蠕动波;肛门指诊多有黄色大便。少数病例在肠扭转晚期,在两端闭塞而孤立的肠腔内因有细菌生长,产生大量气体,结果整个肠腔均充气扩大,因而呈现弥漫性腹胀。

2.婴儿及儿童肠旋转不良

有些婴儿在出生后曾有过呕吐史,但其程度不严重,旋即停止,经过几周或几个月后,婴儿又发生含胆汁的呕吐,如此可长期间歇性发作。部分患儿表现间歇性发作的中上腹部疼痛,发作时可有恶心和呕吐,同时有程度不同的营养不良和生长发育障碍。少数患者在上述反复发作呕吐或腹痛基础上,或平时一直无症状,可突然因肠扭转产生急性腹痛和剧烈呕吐而来急诊。上述这些不典型的症状可以根据肠旋转不良的病理来加以解释,盲肠和升结肠的腹膜系带较宽,压迫力量不大,肠系膜附着不全可使小肠发生扭转,扭转度不高,如 45°或 90°,则可能随着肠的蠕动和体位改变而自动复位,故在扭转发作时出现肠梗阻,自动复位后即消失,如不能复位或扭转加重,则发生急性肠梗阻而需紧急手术治疗。

四、诊断

新生儿肠旋转不良的诊断并不十分困难,手术前诊断正确率达 90%左右。凡是新生儿有高位肠梗阻的症状,呕吐物含大量胆汁,曾有正常胎粪排出者,应考虑肠旋转不良的诊断,并作 X 线检查加以证实。对婴儿和儿童病例的诊断比较困难,如有间歇性呕吐表现为高位肠梗阻症状者也要想到本病,X 线检查时确诊至为重要。

1.腹部直立位平片

新生儿在第一星期内发生肠旋转不良肠梗阻,因十二指肠内容物不能下行,所以空肠和回肠变成萎瘪,其中仅有少量气体,甚至完全无气体,因此 X 线平片显示下腹部只有少数气泡或仅显示一片空白。平片的第二个征象是胃和十二指肠第一段扩张,左上腹和右上腹略低处各有一个液平面,但右部的液平面较狭,不及十二指肠闭锁病例液平面宽广。

2.钡剂灌肠透视及摄片

如 X 线检查证实盲肠和升结肠位于上腹部或左侧,这对肠旋转不良的诊断有决定意义。但有时盲肠位置正常,尚不能完全排除肠旋转不良的诊断。

3.钡餐造影检查

部分肠旋转不良病例可显示空肠起始部位于脊柱右侧,肠管走向异常,如果中肠扭转,可见空肠近端呈尾状扭转的"鼠尾征"。对慢性发作病例,发作间歇期钡餐造影检查十二指肠、空肠通过可正常,但发作时可见十二指肠或空肠钡剂通过淤滞,此对明确诊断和确定手术部位尤为重要。新生儿病例一般不需要做钡餐检查。

4.腹部 CT 扫描和超声检查

在肠扭转病例,腹部 CT 扫描或多普勒超声检查可探及扭转的小肠系膜呈螺旋状排列,也称漩涡征,对诊断有决定作用;在发生肠绞窄时可提示肠管血流异常,应紧急进行手术。

新生儿肠旋转不良的鉴别诊断,主要是先天性十二指肠闭锁、狭窄和环状胰腺,这些畸形的临床症状都非常酷似,呕吐均带胆汁。在 X 线直立位平片上可见到两个高位液平面,而下腹无气者,可能为十二指肠闭锁,下腹有少量气体者则可能是环状胰腺或十二指肠狭窄或肠旋转不良,结合钡剂灌肠造影对确诊本病更为有价值。必须指出肠旋转不良可以与上述几种发育畸形同时存在。

较大婴儿和儿童的肠旋转不良应与其他原因引起的十二指肠不完全性或间歇性梗阻梗鉴别,如环状胰腺、十二指肠隔膜、肠系膜上动脉压迫综合征等,钡餐和钡剂灌肠 X 线检查可提供很大帮助,若不能完全确诊,也应尽早剖腹探查。

五、治疗

新生儿病例应在入院后 24 小时内,观察和了解呕吐情况,作 X 线检查和进行必要的手术前准备,然后尽早施行手术。手术前准备包括静脉补液,给予抗生素、维生素 K 和 C,并按常规插入小号胃肠减压管,吸出聚积的气体和液体,以利于腹腔手术的操作。

手术可采用右上腹旁正中切口或脐上偏右侧横切口。腹膜切开后仔细观察病理情况,大多数新生儿两种主要病变都存在。

1.肠扭转的处理

首先见到的是色泽发紫和瘪陷无气、细小如鸡肠的小肠团块,而不能见到结肠,这时不要犹豫,迅速将整个小肠托出腹腔之外,此时就可看到肠系膜根部扭结,肠扭转多是顺时针方向的,所以应循逆时针方向转动整个肠团,一般扭转 360°,有时扭转 2~3 个 360°。有时只有小肠扭转,部分病例游离的盲肠及升结肠也扭曲于肠系膜根部,整个中肠发生扭转。要循逆时针方向整复到肠系膜根部完全平坦为止,此时可见小肠色泽转为红润,肠腔内充气。如肠管已坏死,则必须切除,今后将导致短肠综合征。

2.松解压迫十二指肠的 Ladd 膜

肠扭转复位后,可见盲肠和升结肠位于上腹部,并有一层薄膜(Ladd 膜)将它连接到后腹壁,跨越于十二指肠第二段之前。用剪刀切开这张菲薄无血管的腹膜带,然后还要将覆盖在十二指肠上的膜状组织尽可能剥离,并将盲肠和升结肠推移到左侧,不要试图将盲肠和升结肠拉到右侧正常的解剖位置。由于肠系膜仍属游离,故有可能复发肠扭转,但临床上复发者罕见。

3.松解空肠上段的膜状组织

检查十二指肠空肠连接处附近及空肠第一段有无膜状组织粘连致肠管扭曲和狭窄,用剪刀或电刀锐性将其完全切开分离,并将空肠起始段推移到脊柱右侧,使它与十二指肠几乎成直线地相连。

采用以上手术方法处理,症状多于术后全部消除,疗效良好。如患儿情况良好,可常规将阑尾切除,以免今后急性阑尾炎诊断困难。一般可用套叠内翻方法切除阑尾,以防腹腔细菌污染。最近,有报道通过腹腔镜技术治疗先天性肠旋转不良,亦取得较好疗效。

六、手术后处理

术后最重要的措施是胃肠减压和防止呕吐物吸入,由于手术操作较多,范围广泛,术后常有肠麻痹,应严密观察肠蠕动的恢复。液体疗法要维持 3~4 天,直到婴儿能正常摄入乳汁。肠旋转不良一般术后恢复良好,手术治愈率 90% 以上,术后呕吐、腹痛症状消失,营养状况改善。

第六节　粘连性肠梗阻

粘连性肠梗阻是由于肠粘连或腹腔粘连索带引起的急性或慢性肠梗阻。近年来由于麻醉水平的提高和手术操作技术的改进,临床上粘连性肠梗阻在所有小儿肠梗阻中所占的比例有所降低,但此症在小儿仍较常见。

一、病因

腹膜是人体内较敏感的组织,肠粘连实际上就是腹膜受损后的愈合过程,造成肠粘连的原因是多方面的,但其主要原因是腹膜的炎症和损伤。

1.腹膜损伤

①机械性损伤:多与手术过程有关,如手术操作中腹膜切开、肠管牵拉、纱布擦拭、肠管暴露于干燥空气中时间过长、手术结束时还纳肠管损伤等。②化学性损伤:如胰腺破裂、胃穿孔或胆囊穿孔时,高酸、高碱及消化酶等都可引起腹膜强烈的化学性刺激,造成炎性反应,形成粘连。

2.细菌性炎症

手术时细菌污染、腹腔内弥漫性细菌性腹膜炎或局限性器官炎症,均可导致腹腔粘连。腹腔内使用各种高浓度抗生素也可引起腹膜化学性反应而形成粘连。

3.异物存留

各种缝线、引流物(乳胶管、橡皮管、引流条)、手套上的滑石粉,以及坏死组织的遗留,都可成为粘连的核心。

4.出血与血肿

腹腔创面渗血或脏器破裂出血时,止血不彻底,引起腹腔积血。血液凝固与机化过程也就是粘连的形成过程。

5.瘢痕或粘连素质

较少见。部分患者皮肤上易发生瘢痕疙瘩,在腹腔内也易发生粘连且不易吸收。

6.先天性肠粘连

胎儿期发生肠穿孔、肠坏死或炎症,可以导致胎儿期腹膜炎,出生后可发生腹膜粘连,即胎粪性腹膜炎。

粘连长期存在,但一般并无症状,肠梗阻可突然发生。诱发梗阻的因素很多,刺激肠管产生不正常强烈蠕动的因素均能诱发粘连性肠梗阻,如寒冷、饮食不当或暴饮暴食及某些药物等。

二、病理

腹膜受到上述炎症或损伤刺激后,机体存在愈合和修复的过程,使得粘连有一个发生和发展过程,部分粘连吸收,而有些则长期残留,最终形成粘连性肠梗阻。

1.粘连的发生

由于腹膜受到任何刺激引起损伤后,最初表现为浆液性渗出,包含了纤维蛋白及纤维素的沉着,在临床上可见在肠管浆膜上有薄厚不一的膜状物。6～12 小时内形成的纤维蛋白性粘连容易分开,48 小时内如果再次手术,仍然较易于钝性分离。

2.粘连的发展

在纤维蛋白性粘连的基础上,胶原纤维生成,形成纤维素性粘连,粘连比较紧密且血管网逐渐形成。此时分离比较困难,极易渗血,约为腹膜受损后 1 周左右。

3.粘连的吸收

吸收前,邻近的两段肠管间呈连续性粘连,称为全粘连期。由于肠蠕动牵拉使两肠管间粘连渐渐吸收,肠间比较松动,但不能分开,形成膜状粘连,此为腹膜受损后 2~3 周。1 个月后,肠管间膜状粘连进一步牵拉和吸收,形成多数缺损空洞,使残余之粘连膜成为粘连带,粘连再进一步吸收变窄、变厚,呈索条状称为索带粘连。由于肠蠕动牵拉及进一步吸收,粘连索条逐渐断开使之完全吸收需 6 个月~1 年时间。

4.梗阻的形成

肠梗阻多发生于粘连吸收过程中,特别是在索带粘连期,较易形成内疝、成角、压迫、扭转,由此发生梗阻。在全粘连期一般不会发生上述情况,所以很少发生梗阻。但由于手术还纳肠管时人为造成成角,术后肠麻痹、肠蠕动恢复较迟而使肠管成角固定下来,也可发生早期粘连性肠梗阻。索带粘连性肠梗阻常合并肠绞窄,而全粘连期或广泛性粘连性肠梗阻因肠管不能活动则不易发生绞窄。

三、临床表现

急性粘连性肠梗阻主要是小肠机械性肠梗阻,患儿多有腹腔感染、创伤和手术的病史,以往可能有类似发作史,亦可为第一次突然发作。根据粘连性肠梗阻的临床症状、体征及 X 线表现可分为三种类型。

1.急性机械性肠梗阻

可表现为完全性或不全性肠梗阻。完全性肠梗阻表现为阵发性腹痛或哭吵不安,进行性加重。伴恶心呕吐,初为食物或黄绿色液,如病情进展,则为粪汁样物。肛门排便排气停止,或经灌肠仅排出少量陈旧粪便。查体可见腹胀,腹部可触及张力之肠型,听诊可闻及肠鸣音亢进。全身表现脱水、两眼凹陷、皮肤干燥失去弹性、无发热或低热,血常规白细胞一般不增高。直立位腹部 X 线片可见小肠呈数量不等的液气平面,呈阶梯状,梗阻远端无气体影。不全性肠梗阻临床表现类似于完全性,但症状较轻,可有少量排便排气,直立位腹部 X 线平片可见小肠液气平面外,远端肠管或结肠有气体影。不全性肠梗阻经观察治疗后,可转变为完全性肠梗阻,或肠梗阻好转。

2.慢性小肠梗阻

有间歇反复的阵发性腹痛,不剧烈。多有消化功能紊乱,如不太严重的呕吐、胃纳不佳、消化不良等症状,可有少量排便,患儿一般较消瘦。查体腹部饱满、有时可见肠型及蠕动波、无发热、白细胞计数可不升高;急性发作时也可表现为急性机械性梗阻的征象。急性发作时腹部 X 线表现与急性肠梗阻相同。慢性不全性肠梗阻常需钡餐造影确诊,见梗阻近段肠管扩张、蠕动强烈,而远端窄缩。

3.急性绞窄性肠梗阻

此类肠梗阻多发生于索带性粘连所致的压迫、内疝、扭转等。临床症状为阵发性剧烈腹痛或阵发性哭闹,持续性呕吐、呕吐物为粪汁或血性液,不排便或不排气,局限性腹胀,腹部可见肠型、肠鸣音亢进或消失、有中毒表现。发病初期即出现明显脱水、烦躁、口渴、面色苍白、口周发绀、脉搏加快、血压正常或增高,为休克前期表现。疾病进展快速,当患儿呼吸困难、脉搏微弱或触不到、面色灰白、皮肤发绀出现花纹时,则进入休克期。此时全腹压痛、肌紧张,常可摸到境界不清、有张力之弧形肿物,为绞窄之肠袢,多伴有发热、白细胞增高。但因休克前期征象可能掩盖了腹痛、腹部压痛及肌紧张的表现,易造成漏诊,应予警惕。X线表现与完全机械性肠梗阻相同,直立位平片可见下腹部不透光的腹水征,有时可见到咖啡豆状肠袢影、假肿瘤影,局部肠间隙增宽。腹腔穿刺可抽得血性腹水,镜检多见脓球及红细胞,此对发病12小时以上的中毒性休克患儿,有可疑肠坏死者,更有诊断价值。

四、诊断

根据上述病史、症状、体征及X线表现,粘连性肠梗阻诊断可以确立,关键是要区别梗阻是单纯性还是绞窄性、完全性还是不全性,对确定治疗方案有重要指导作用。有下列表现者,应考虑绞窄性肠梗阻的可能:①急骤发作的持续性剧痛,或阵发性腹痛间仍有持续性疼痛,伴有频繁呕吐;②病情发展迅速,早期出现休克;③明显的腹膜刺激征,体温升高;④腹胀不对称,有局限性隆起或痛性肿块;⑤呕吐物、胃肠减压液、肛门排出物为血性,或腹腔穿刺抽到血性液体;⑥X线腹部平片见大而固定的孤立肠袢,或假肿瘤影。

五、治疗

由于手术后肠粘连的预防目前尚无确切有效的方法,因此对粘连性肠梗阻须尽力采取非手术治疗,特别是对术后早期的炎性粘连,或广泛粘连所致的不全性肠梗阻一般选用非手术治疗,无效时才考虑手术治疗。

1.非手术疗法

主要治疗措施包括:

(1)禁食、胃肠减压:禁食和胃肠减压是治疗各种肠梗阻的重要方法。一般是经鼻孔插入胃管,持续抽吸胃肠内容物,可减轻患者因膨胀性腹痛而带来的痛苦,有助于近端肠管因较长时间的膨胀而造成的肠壁血运障碍的恢复,有助于梗阻的缓解。

(2)输液和营养支持:纠正水和电解质失衡,维持酸碱平衡,给予热量及蛋白需要量,必要时补充血或血浆。

(3)抗生素应用:肠梗阻可引起肠道细菌大量繁殖及毒素吸收,导致菌群移位,使病情加重,应给予抗生素治疗。一般选用针对肠道菌群的广谱抗生素。

(4)中药:对术后早期炎性粘连、广泛粘连所致的不全性肠梗阻,可应用抗粘连及抗炎中草药方剂如大承气汤等,有时可以促使肠梗阻的缓解。

2.手术治疗

粘连性肠梗阻手术治疗指征为:①绞窄性肠梗阻或腹穿有血性腹水者,应紧急剖腹手术;②急性完全性机械性肠梗阻24小时治疗观察无好转者;③急性不全性机械性肠梗阻非手术疗法3～4天无缓解趋势者;④慢性小肠梗阻反复发作,钡餐检查近端肠管有慢性扩张、肥厚,且影响小儿发育者。

粘连性肠梗阻手术治疗的目的是解除梗阻,减少中毒反应,挽救患儿生命,而不是广泛分离粘连,否则会给患儿不必要的手术打击和组织创伤,也达不到手术治疗目的。治疗方法包括粘连索带或小片粘连施行分离或切断;广泛粘连者,找到扩张的近端肠管和缩窄的远端肠管交界点进行分离,以解除梗阻为目的,而不作广泛粘连分离;如一组肠袢紧密粘连成团引起梗阻,又不能分离,可将此肠粘连团切除,一期肠吻合术;如粘连团既不能分离,又无法切除,则可作梗阻近远端肠管侧侧吻合的短路手术;如广泛粘连而屡次引起肠梗阻者,可采用小肠插管内固定肠管排列术。对绞窄性肠梗阻,应分秒必争尽。陕手术,必要时边抢救、边手术,以最快速度解除肠管或系膜压迫,去除病灶;如肠管已坏死则作肠切除肠吻合。

六、预防

预防粘连主要为减少腹膜损伤、预防感染、避免异物残留腹腔;促进术后肠蠕动,缩短肠麻痹时间。有肠粘连肠梗阻病史者应注意勿着凉、严禁暴饮暴食,以防诱发肠梗阻发作。

第五章 小儿血液系统疾病

第一节 贫血

贫血是临床常见的一组症状,引起贫血的原因很多,一般分为三大类:一是失血性贫血,包括急性和慢性失血;二是溶血性贫血,包括血红蛋白异常所致溶血性贫血(如地中海贫血、血红蛋白病等)、红细胞膜异常所致溶血性贫血(如球形红细胞增多症等)、红细胞酶异常所致溶血性贫血(如G6PD缺陷等)和红细胞外因素所致溶血性贫血(如免疫性、毒物和药物性溶血等);三是红细胞和血红蛋白生成不足所致的贫血,包括铁、叶酸、维生素等造血因子不足所致贫血,再生障碍性贫血,感染、癌症、肾病等所致的慢性病贫血。

贫血的诊断除应重视病人的临床症状外,主要应根据世界卫生组织建议的标准。6月~6岁血红蛋白<110g/L,6~14岁<120g/L,成人男性<130g/L,成人女性<120g/L,孕妇<110g/L。6月龄内婴儿因生理性贫血等因素,目前尚无统一标准,我国暂定为新生儿血红蛋白<145g/L,1~4月龄<90g/L,4~6月龄<100g/L者为贫血。根据血红蛋白降低的程度可将贫血分为轻、中、重和极重度。

一、营养性缺铁性贫血

铁是人体内含量最高的微量元素,参与血红蛋白、肌红蛋白、细胞色素的组成,体内多种酶含铁或需有铁存在时才具有活性,因此,缺铁除引起贫血外,还可影响消化、神经、智能、肌肉活动、免疫等多系统的功能。中、重度缺铁性贫血的孕妇,其胎儿体内铁也相应减少。

(一)临床表现

1.贫血症状与体征

面、唇黏膜苍白、心悸气促、呼吸脉搏增快与贫血程度成正比。肝、脾、淋巴结正常或轻度肿大。

2.缺铁的非血液学改变

(1)生长发育:缺铁性贫血儿童体重增长率可低于正常。

(2)皮肤黏膜:可有反甲、口角炎、舌炎、吞咽困难。

(3)胃肠功能紊乱:胃肠活组织检查发现胃肠黏膜萎缩,胃酸分泌减少,木糖、脂肪、蛋白、铁吸收不良。

(4)肌肉功能:肌肉运动和体力劳动能力下降。

(5)智能、行为改变:缺铁性贫血小儿完成学习的能力及智商评分低于正常同龄儿,有易激动,不安,破坏教室秩序等行为异常。

(6)异嗜癖:缺铁时口腔黏膜细胞色素氧化酶活性降低,患者有异嗜癖,补充铁一天后,口腔黏膜细胞色素氧化酶活性恢复,异嗜癖现象好转。

(7)免疫功能改变:①细胞免疫功能降低;②白细胞杀菌功能降低;③体液免疫基本正常。

(8)缺铁与感染:缺铁时细胞免疫功能降低,易患病毒、结核、真菌等感染性疾病,但缺铁患者较铁负荷过重患者发生细菌感染机会少。

(二)实验室检查与临床分期

1.铁减少期

属最早阶段,贮存铁减少。检查发现骨髓细胞外铁减少或消失,铁粒幼细胞计数及积分减少,血清铁蛋白降低,无贫血表现。

2.红细胞生存缺铁期

除上述改变外,血清铁、转铁蛋白饱和度,红细胞游离原卟啉等测定值可异常,无贫血。

3.缺铁性贫血期

除上述改变外,出现小细胞低色素贫血。

(三)诊断要点

(1)低色素贫血,6月至9岁血红蛋白<110g/L,6~14岁<120g/L,为贫血。红细胞有明显低色素表现,平均红细胞体积(McV)<80fL(80μm³),平均血红蛋白浓度(MCH)<31%,平均红细胞血红蛋白(MCH)<27pg。

(2)有明显缺铁的病因和表现。

(3)血清铁<10.74μmol/L(60μg/dl)。

(4)转铁蛋白饱和度<15%,总铁结合力>62.65μmol/Lc>350μg/dl)。

(5)骨髓细胞外铁减少或消失(0~+),铁粒幼细胞<15%。

(6)红细胞内游离原卟啉>0.9μm01/L(50μg/dl)。

(7)血清铁蛋白<16μg/L。

(8)铁剂治疗有效,7~10天网织红细胞升高,治疗1月后,血红蛋白上升10g/L有意义,上升20g/L有可靠意义。

符合上述1条与2~8条中任何两条以上者,可诊断为缺铁性贫血。

(四)治疗与预防

1.治疗

①去除病因;②改善饮食,增加含铁丰富的食品;③口服铁剂:按补充1~4mg/(kg·d)元素铁计算,首选硫酸亚铁,口服至血红蛋白正常后减量维持1~3月,同时口服维生素能促进铁的吸收;④输血:一般营养性缺铁性贫血不需输血治疗。

2.预防

①提倡母乳喂养;②开始补充富含铁食品的时间为成熟儿4月龄,未成熟儿2月龄;③以含铁丰富的食品或强化食品补铁;④注意补充维生素C;⑤近年,我们研究证明妊娠中、后期孕妇患中重度缺铁性贫血可影响胎儿铁代谢,使胎儿铁减少,故孕妇应注意补铁。

二、营养性缺铜性贫血

营养性缺铜性贫血,是由于各种原因所致体内铜不敷生理需要而发生的贫血。病因是:①摄入不足:长期单纯喂养母乳或牛乳(乳类含铜量很低),营养不良,慢性腹泻,胃肠道术后等;②吸收障碍:吸收不良综合征,长期服用抑制铜吸收的药物(如锌、钙、铁等);③生长发育因素:婴幼儿、青少年生长发育快,铜需要量增加。

机体缺铜时,血浆铜蓝蛋白活性降低,导致铁的转运、吸收减少,骨髓对铁利用障碍,造成血红蛋白合成降低,表现为小细胞低色素性贫血;缺铜引起骨髓中性粒细胞成熟障碍,寿命缩短,粒细胞数减少;缺铜引起含铜的有关酶活性降低,可致血管扩张甚至破裂,骨骼发生坏血病样改变。

(一)临床表现

(1)贫血,易感染,肝脾肿大。

(2)精神发育障碍,表情淡漠,运动迟缓,视觉迟钝。

(3)肋骨及骨骺端自发性骨折。

(4)厌食,腹泻,生长发育停滞,脂溢性皮炎,皮肤和头发色素减少。

(二)实验室检查

1.血常规

小细胞低色素性贫血,亦可为正常细胞或大细胞性贫血。中性粒细胞减少,常低于 $1.5 \times 10^9/L$。

2.血清铜

若生后 $1 \sim 2$ 个月($6.3 \sim 7.9 \mu mol/L$ 应视为异常。生后 $3 \sim 6$ 个月时达成人水平($12.6 \sim 23.6 \mu mol/L$),正常低限为 $11 \mu mol/L$。血清铜降低还可见于肾病综合征、肝豆状核变性等。

3.血清铜蓝蛋白

生后 $1 \sim 2$ 个月 $<150mg/L$ 应视为异常。1 岁时达成人水平($323 \pm 49mg/L$)。

4.骨髓

粒系、红系增生减低,环状铁粒幼红细胞增多。

5.骨骼 X 线检查

骨质疏松,骨膜反应,自发性骨折等。

(三)诊断

(1)有缺铜病因,易患感染。

(2)小细胞低色素性贫血,中性粒细胞降低,铁剂治疗无效。

(3)血清铜及铜蓝蛋白降低。

(4)含铜酶活性降低。

(5)骨骼 X 线改变。

(6)铜剂治疗有效。

(四)治疗和预防

(1)除去病因。

(2)口服 1% $CuSO_4$ 溶液 $0.2 \sim 0.3ml/d$,分 $2 \sim 3$ 次口服。治疗有效的敏感指标是中性粒细胞在服药 36 小时内迅速增加,骨髓检查约在治疗后 $2 \sim 3$ 个月恢复正常。

(3)早产儿及婴儿在补铁的同时应注意补充含铜丰富的辅食,如添加肝、肾、大豆制品、硬壳干果类含铜量较高的食物。

三、抗铁性低色素性贫血

除缺铁引起小细胞低色素性贫血外,慢性感染、血红蛋白病、铅中毒、铜缺乏、运铁蛋白缺乏导致的贫血,以及维生素 B_6 反应性和铁粒幼红细胞贫血均可呈低色素贫血表现,这些贫血用铁剂治疗无效,即所谓抗铁性低色素性贫血。

(一)铁粒幼红细胞贫血

本病是一种血红蛋白合成障碍,铁失利用的低色素性贫血。其形态学特点为骨髓中幼红细胞的核周围有许多粗大的铁小粒围绕成环状,称为环形铁粒幼细胞。此类贫血分为遗传性和获得性两大类,前者为性联遗传或常染色体遗传;后者又可分为原发性和继发性两类。继发性者可由药物、毒物诱发(如异烟肼、氯霉素、白消安、硫唑嘌呤、酒精、铅等)或继发于其他疾病(如白血病、溶血性贫血、恶性肿瘤、类风湿关节炎、急慢性感染和肝脏、肾脏病等)。

近年来研究认为,本病的基本缺陷是红细胞内血红蛋白合成障碍,由于 δ-氨基-γ 酮戊酸合成酶(ALA)活性降低,而引起血红蛋白合成障碍。也有人认为线粒体内铁积聚过多引起线粒体酯酶过氧化作用,使线粒体破坏而直接或间接引起血红蛋白合成酶功能障碍致血红蛋白合成障碍,引起贫血。

1.临床表现

(1)遗传性铁粒幼红细胞贫血:本病多见于儿童和青少年,新生儿和婴儿亦有发病,多为男性。早期主要表现为贫血、面色苍白、软弱、无力,可有发育不良,肝脾不同程度肿大。成人期并发血色病时可出现腹痛、心力衰竭及血栓性静脉炎等表现,亦可有糖尿病、皮肤色素等表现。用维生素 B_6 治疗有效者,可生存多年;无效病例则常死于严重贫血、心力衰竭、肝功能衰竭和继发感染等。

(2)特发性铁粒幼红细胞贫血:患者常无家族史,也无其他疾病或药物毒物接触史。男女均可患病,有进展缓慢、轻重不等的贫血,尚有衰弱、苍白、乏力、气紧、心绞痛等血色病表现。约 40% 有肝脾肿大。部分病例皮肤呈淡柠檬色或手和臂皮肤可呈灰黑色,少数病例有出血倾向。

(3)继发性铁粒幼红细胞贫血:除有本病临床特点外尚有原发病表现,亦常有药物史。若停止接触毒物,贫血常能减轻或以致消失,若原发病减轻或治愈,贫血亦减轻或消失。

2.实验室检查

(1)外周血呈小细胞低色素性或双型性(低色素性红细胞和正色素红细胞同时存在)表现,红细胞明显异形和大小不均。可见较多椭圆形细胞,少数破碎细胞和靶形细胞等。网织红细胞计数正常,白细胞数正常或偏低,白细胞分类计数中性粒细胞及单核细胞数可增多。少数病人血小板计数可减少,部分病人中性粒细胞碱性磷酸酶积分降低。

(2)骨髓象:红细胞系统增生活跃,以中幼红细胞为主,可见巨幼变。骨髓铁染色检查细胞外铁增加,病理性环状铁粒幼细胞增加。

(3)血清铁、运铁蛋白饱和度增高,血红蛋白合成酶缺乏者红细胞游离原卟啉含量明显升高,原发性铁粒幼红细胞贫血者幼红细胞内 ALA 合成酶活性降低,幼红细胞及成熟粒细胞线粒体的中性蛋白酶活性降低,成熟粒细胞细胞色素氧化酶活性降低。血红蛋白轻度增高。大多病例血清叶酸含量降低,红细胞渗透脆性可降低。

(4)放射性核素测定红细胞寿命正常或缩短。

3.诊断

(1)病史(包括遗传史、原发病及药物史)、症状和体征。

(2)低色素贫血、网织红细胞不增高。

(3)骨髓红系细胞显著增多,细胞内外铁增加,显示有大量环形铁粒幼红细胞。

(4)血清铁含量和铁饱和度明显增高,总铁结合力降低。

(5)铁剂治疗无效。

4.治疗

(1)维生素 B_6:50～300mg/d,分次肌注或口服,疗程 3 月以上,部分病人贫血可以改善。

(2)雄激素和糖皮质激素:可以单独或联合使用,有一定效果。司坦唑醇(康力龙)1～2mg,每日 3 次,口服;丙酸睾酮 50mg/d,肌注;羟甲烯龙 50～100mg/d,口服;庚酸睾酮 50～600mg,肌注,每周 1～2 次;泼尼松 30mg/d,口服,疗程 3 个月以上。

(3)叶酸:15～30mg/d,口服,或 10～30mg/d,肌注,对部分原发性或继发性病人且有血清叶酸含量减低者有效。

(4)左旋色氨酸:750mg/d(成人),口服,可试用于维生素 B_6 疗效不明显的病例。

(5)免疫抑制剂:具有免疫异常的特发性铁粒幼红细胞贫血,应用其他治疗无效时,可以试用,如用硫唑嘌呤等可能有效。

(6)排铁治疗:

①静脉放血疗法:适应于血铁过高,有血色病者,亦可预防心脏病、肝硬化、糖尿病等并发症。治疗前宜先给维生素 B_6 治疗,待血红蛋白升至 100g/L 以上,再给予放血疗法,每周放血 1～2 次,使血红蛋白保持在 90～100g/L。网织红细胞计数减少时应停止放血。放血疗法同时继续维生素 B_6 治疗。

②去铁胺:10mg/(kg·d),可使机体每日排铁 10～20mg;也可酌用依地酸钙钠、喷替酸钙钠。

(7)除去病因:积极治疗原发病,中西医结合治疗亦有一定效果。

(8)输血:重度贫血可输红细胞。

(二)运铁蛋白缺乏性贫血

本病是血液中缺乏运铁蛋白所致的低色素性贫血。运铁蛋白是由肝脏制造的一种 β1 球蛋白,能将由肠黏膜吸收入血的铁送至骨髓,以备幼红细胞利用合成血红蛋白。运铁蛋白缺乏时,铁被单核巨噬细胞摄取,铁不能被利用合成血红蛋白,红细胞中铁减少,表现为低色素贫血。除先天性运铁蛋白缺乏外,肝脏疾病、低蛋白血症、肾病综合征、渗出性肠病、感染、恶性肿瘤、结缔组织疾病等均可合并运铁蛋白减少。

1.临床表现

本病是一罕见遗传性疾病,为常染色体隐性遗传。患儿自幼慢性贫血,1 岁左右即可有严重贫血,肝脾轻度肿大,及各脏器铁沉着症状,最后因脏器功能障碍而死亡。

2.实验室检查

(1)外周血呈小细胞低色素贫血改变。

(2)骨髓铁染色检查示细胞外铁减少。

(3)血清铁明显减少,多为 $1.8\sim6.8\mu mol/L(10\sim38\mu g/dl)$;总铁结合力极度减低 $4.3\sim14.5\mu mol/L(24\sim81\mu g/dl)$,血清运铁蛋白浓度减低为 $0\sim39mg/dl$(正常 $200\sim300mg/dl$)。

(4)铁代谢研究示胃肠道对铁的吸收可增多,血浆铁清除率正常或中度增快,铁利用率减少为 $7\%\sim55\%$(正常为 $30\%\sim100\%$)。

3.诊断要点

(1)小细胞低色素性贫血,起病早。

(2)血清铁明显降低,总铁结合力极度降低,运铁蛋白缺乏。

(3)肝脾组织活检可见含铁血红素沉着。

(4)铁剂治疗无效。

4.治疗

输注纯化的运铁蛋白或输注血浆每次 $5ml/kg$,每隔 $2\sim4$ 月输注 1 次;尽量避免输红细胞,忌用铁剂治疗。

(三)慢性病性贫血

慢性病性贫血(anemia of chronic disease,ACD)是指与慢性感染、炎症、肿瘤等有关的一类贫血综合征。ACD 的发病机制现认为与 IL-1、TNF、IFN、TGF 等细胞因子的改变有关,主要导致:红细胞寿命缩短;骨髓对贫血的代偿不足;铁的释放和利用障碍。

小儿时期 ACD 较常见。贫血常伴有感染症状和体征,贫血程度不等,与感染程度和持续时间有关。严重感染继发贫血可比轻型感染者高 $2\sim4$ 倍,持续感染 1 月以上继发贫血者多见,随感染控制贫血好转。

1.诊断要点

(1)具有原发病的症状和体征。

(2)呈正细胞正色素性或轻度小细胞低色素性贫血,血红蛋白为 $60\sim110g/L$。

(3)白细胞数可增高或降低,可见粒细胞核左移,及粒细胞质中毒颗粒、空泡等改变。

(4)骨髓增生活跃,粒、红比例增加(粒系细胞增加,有核红细胞减少),并有幼红细胞成熟停滞现象。

(5)骨髓铁染色检查,细胞外铁明显增加,铁粒幼细胞减少。

(6)血清铁降低,总铁结合力降低,运铁蛋白饱和度降低,铁蛋白和红细胞游离原卟啉常增高。

(7)铁剂和升血药治疗无效,输血效果短暂,控制原发病后贫血即可恢复。

2.治疗

(1)治疗原发病。

(2)可试用重组人类红细胞生成素,其间适时补铁,可能有助于患者血红蛋白的恢复。

(3)输血:贫血严重者,可输红细胞。

四、营养性巨幼红细胞性贫血

营养性巨幼红细胞性贫血(nutritional megaloblastic anemia),是由于脱氧核糖核酸(DNA)合成障碍的一组特殊贫血。其特点为骨髓中出现形态和功能异常的巨幼红细胞。当

维生素 B_{12}、叶酸、维生素 C 摄入不足,吸收不良,消耗增多,代谢缺陷或代谢紊乱时,DNA 合成延缓,细胞分裂周期中 DNA 合成期延长,以致核成熟障碍,胞质中核糖核酸相对增多,DNA/RNA 比值下降,细胞体积增大,胞质丰富,核染色质疏松分散而形成核浆发育不平衡(老浆幼核)。这种巨幼细胞以红细胞系统改变最明显,白细胞系、巨核细胞系、血小板及其他组织细胞(如口腔、胃肠黏膜细胞)均可有改变。巨幼细胞易发生原位性溶血,在外周血寿命亦缩短而造成贫血。维生素 C 缺乏时骨髓应激降低,且不能使叶酸转变为甲酸四氢叶酸而致巨幼细胞贫血。营养性巨幼细胞贫血多因维生素 B_{12} 或(和)叶酸缺乏所致,常因喂养不当、摄入不足、长期偏食、生长需要增加而摄入不足或感染消耗增加,以及药物干扰拮抗、胃肠道疾病引起。

（一）临床表现

本病多见于 3 月至 2 岁婴幼儿,起病缓慢,面色蜡黄,虚肿,毛发疏松、发黄,偶有皮肤瘀点。尚有痴呆,对外界反应迟钝,双目凝视,不哭不笑或哭而无泪,部分病人动作能力有倒退。1/3 病人有手脚乃至全身震颤,于睡眠时消失。重症患儿有吞咽障碍以致整日流涎不止。食欲下降、腹泻、呕吐、舌炎及舌系带溃疡等消化道症状亦多见。贫血多为轻至中度,部分病儿贫血为重度。常有肝脾、淋巴结轻度肿大。

（二）实验室检查

(1)外周血呈大细胞正色素性贫血。白细胞计数大多正常,少数偏低。可见巨杆状粒细胞和多分叶粒细胞,4 叶粒细胞＞15％或 5 分叶以上核粒细胞＞3％有诊断意义。血小板数正常或稍低,可见巨幼型血小板。网织红细胞计数正常或轻度降低。

(2)骨髓象呈代偿性增生,三系均巨幼变,以红细胞系统为明显,可见原红、早幼红阶段巨幼红细胞,但以中晚巨幼红细胞为主,细胞核呈多核畸形,核分裂明显,核浆发育不平衡。

(3)血清维生素 B_{12} 含量＜100ng/L(正常值为 200～800ng/L),血清叶酸含量降低＜3μg/L(正常值为 5～10μ/L)。

(4)组氨酸(亚胺甲基)负荷试验,正常人服组氨酸 20g,尿中无或极少含亚胺甲基谷氨酸(FIGLU),叶酸缺乏时尿中亚胺甲基谷氨酸排泄明显增加。

(5)尿中甲基丙二酸(MMA)定量,MMA 尿是维生素 B_{12} 缺乏的敏感指标。维生素 B_{12} 缺乏则尿中 MMA 增多,24 小时内可超过 300mg(正常人 24 小时排泄量 0～3.5mg)。

(6)放射性核素吸收试验(Schilling 试验),维生素 B_{12} 吸收正常者,48 小时内可排出口服量的 10％～35％,如果＜7％示维生素 B_{12} 吸收不足。

（三）诊断要点

(1)维生素 B_{12}、叶酸缺乏的病史,常有长期母乳喂养而未加辅食的历史。

(2)贫血伴精神、神经、胃肠的症状和体征。

(3)外周血和骨髓见巨幼红细胞。

(4)血清维生素 B_{12}、叶酸含量降低。

(5)排除引起骨髓巨幼样变的疾病,如肝脏疾病、甲状腺功能减退,慢性溶血、红血病等。

(6)排除先天性智力低下、脑发育不全所致痴呆。

（7）维生素 B₁₂、叶酸或维生素 C 治疗效果好。

（四）治疗

（1）除去病因，加强营养，调整饮食。

（2）维生素 B₁₂ 和叶酸治疗，维生素 B₁₂ 缺乏者，一般给予 0.5～1mg，每日或隔日肌注，同时口服叶酸 5～15mg/d，维生素 C100～300mg/d，用药 1～3 周。

（3）伴有缺铁时，应补充铁剂。

（4）严重病人用叶酸、维生素 B₁₂ 治疗同时，应加服氯化钾 0.25～0.5g，每日 3 次，以防低血钾造成病儿骤死。

五、再生障碍性贫血

再生障碍性贫血，是骨髓造血功能减低或衰竭引起全血细胞减少。可分为先天性，包括范可尼（Fanconi）贫血，家族性再生障碍性贫血，先天性角化不全等和获得性，如特发性和药物、化学毒物、放射线、肿瘤、肝炎及其他感染原因所致的继发性两类。其发病机制与多能干细胞增殖分化障碍、造血微环境缺陷及免疫因素有关。

（一）临床表现

进行性贫血，自发性皮肤黏膜、内脏出血及反复感染为主要表现。肝、脾、淋巴结不肿大。根据起病、病程和病情轻重可分为急性和慢性两型。

1.急性型

起病急，贫血、出血等症状进行性加重，常有感染发热，外周血白细胞减少，中性粒细胞常 $<0.5\times10^9/L$，血小板 $<25\times10^9/L$，网织红细胞 $<1\%$ 或 $15\times10^9/L$，骨髓增生减低，非造血细胞增多，巨核细胞减少，死亡率高。

2.慢性型

起病缓慢，贫血、出血等症状较轻，病情进展较慢，且常有波动。骨髓至少一个部位增生降低或巨核细胞减少，淋巴细胞、非造血细胞和脂肪组织增多。血红蛋白常增高，预后相对较好。

近年来通过造血功能，免疫功能及生存率的进一步研究，有作者认为急性与慢性再生障碍性贫血是性质不同的两种类型。其他少见临床类型及临床表现：

（1）范可尼贫血：病因不明，可有家族史，多属常染色体隐性遗传。自幼贫血（多发生于 4～5 岁以后），常伴有智力缺陷、体格发育异常及畸形，如皮肤褐色色素沉着、斜视、眼睑下垂、耳聋、肾脏畸形、性发育不良、先天性心脏病等。少数病例新生儿期表现为皮肤紫癜。2/3 病例有骨骼畸形，染色体异常。

（2）家族性再生障碍性贫血：先天性再生障碍性贫血，常有家族性发病。外周血全血细胞减少，无其他畸形。幼儿至学龄儿发病，治疗效果差，多数病例于 10 岁后死亡。

（3）先天性角化不全：为再生障碍性贫血伴有指甲发育不良，皮肤色素沉着表现。

（4）Schwachman-Diamond-Oski 综合征：本征为伴有胰腺功能不良的先天性再生障碍性贫血。乳儿或幼儿期发病，有脂肪性腹泻和发育不良表现，有时可出现有糖尿和低磷血症。外周血、骨髓与后天获得性再生障碍性贫血（再障）相同，粪便检查胰腺分泌酶减少。治疗应加用胰腺酶。

（二）实验室检查

1.外周血常规

全血细胞减少,多呈正细胞正色素性贫血。反复出血的病例可为小细胞低色素贫血。少数起病缓慢者可为大细胞性。网织红细胞计数常降低。

2.骨髓检查

急性型者,多部位骨髓穿刺骨髓增生低下。慢性型者,各部位骨髓有核细胞增生不一,但至少有一部位增生低下,淋巴细胞比例增高,非造血细胞数增多。骨髓活检脂肪组织增生,造血细胞减少更有助于诊断。

3.血清铁可升高,血总蛋白、白蛋白和球蛋白可降低

以急性型为明显。红细胞糖酵解能力明显降低,多见于急性型再生障碍性贫血。抗碱血红蛋白(HbF)增高见于先天性和慢性型再生障碍性贫血。

4.红细胞铁利用率减少

^{59}Fe血浆消失延长,骨髓扫描示造血组织减少。

5.细胞培养

CFU-GI、BFU-E 和 CFU-E 等减少。

6.血中促红细胞生成素及粒(单)系集落刺激因子等浓度增加

（三）诊断要点

(1)全血细胞减少,网织红细胞绝对计数降低。

(2)脾和淋巴结一般不肿大。

(3)骨髓增生减低或重度减低,多部位穿刺至少有一个部位增生减低。如增生活跃则必须有巨核细胞减少,非造血细胞增多或骨髓活检支持诊断。

(4)能除外引起全血细胞减少的其他疾病,如阵发性睡眠性血红蛋白尿症、恶性肿瘤、巨幼细胞贫血、骨髓增生异常综合征、脾功能亢进等。

(5)一般抗贫血治疗无效。

（四）治疗

1.除去病因

隔离病人,有感染时抗生素治疗。

2.输血疗法

输血应减少到最低限度,严重贫血者输浓缩红细胞;严重出血者,输血小板。

3.雄性激素

是治疗再生障碍性贫血首选主要药物。对慢性再生障碍性贫血有一定疗效,但对严重型再生障碍性贫血无效。疗效缓慢,约 20% 的病人在停药后复发。常用司坦唑醇 1～2mg,1 日3 次,口服。

4.糖皮质激素

泼尼松 1～2mg/(kg·d),可减轻出血。

5.免疫疗法

抗人胸腺球蛋白(AHTG)和抗淋巴细胞球蛋白(ALG)的应用为急性再生障碍性贫血(重

型）。不良反应可有发热、寒战、皮疹、头痛、关节疼痛、呕吐和出血等。同时加用氢化可的松100～200mg,静脉缓注,可以减轻上述反应。此外,环磷酰胺、长春新碱、丙卡马肼、左旋咪唑等治疗,部分病例可能取得近期疗效。

6.骨髓、外周血、脐血干细胞移植

已有很多成功病例报道。

7.急性型再生障碍性贫血

一经确诊,应积极治疗。因此型对一般治疗措施疗效很差,给予抗淋巴细胞球蛋白或抗人胸腺细胞球蛋白,争取作干细胞移植。

（五）再障疗效评定标准

1.基本治愈

贫血、出血等临床症状消失,年龄＜6 岁小儿,血红蛋白＞100g/L;年龄＞6 岁小儿,血红蛋白＞110g/L。白细胞＞4.2×10^9/L,血小板＞80×10^9/L,随访 1 年以上无复发。

2.缓解

贫血、出血症状、消失,血红蛋白＞100g/L,但白细胞和血小板未达到以上标准,随访 3 月病情稳定。

3.明显进步

临床症状明显好转,血红蛋白增加 30g/L 以上且稳定,输血间歇二月以上。无效未达明显进步标准者。

六、单纯红细胞再生障碍性贫血

单纯红细胞再生障碍性贫血,为再生障碍性贫血的一种特殊类型,是骨髓单纯红细胞系统造血衰竭而导致严重贫血的一组红细胞疾病。本病具有以下特征:①中度至重度贫血,常呈慢性正细胞正色素性或大细胞正色素性贫血,网织红细胞明显减少或缺如;②外周血白细胞分类计数及血小板计数正常;③骨髓中粒细胞和巨核细胞系统正常,红细胞系明显降低;④红细胞[59]Fe 结合力明显减低;⑤部分病例血浆内存在一种抑制红细胞生成物质,在大多数病例中,可直接测出抑制红细胞系定向干细胞之 IgG 型抗体（A 型）,少数患者具有直接抑制促红细胞生成素的抑制因子（B 型）;⑥无髓外造血表现,单纯红细胞再生障碍性贫血分先天性和获得性,前者（体质性单纯红细胞再生障碍性贫血）因常有家族性伴发先天畸形和染色体异常,可能与遗传因素有关。本病可能有色氨酸代谢异常,推测与先天性酶缺陷有关。也有作者认为,患者血浆内存在有红细胞生存抑制因子,推测可能与免疫因素有关。

获得性单纯红细胞再生障碍性贫血可分为:①特发性:患者体内因存在抗红细胞抗体,抗促红细胞生成素抗体或血红蛋白合成抑制因子及细胞免疫异常等而引起本病;②急性型:小儿常见,多由药物、化学物质及感染等引起;③慢性型:见于胸腺瘤、其他肿瘤或自身免疫性疾病等,可能与自身抗体存在有关。

（一）临床表现

1.先天性单纯红细胞再生障碍性贫血

起病缓慢,常发生于婴幼儿。于生后 2～3 月出现原因不明的贫血,进行性加重。不及时治疗可出现出血倾向。部分病人伴有先天畸形,如肾发育不良、斜视、颈蹼、指（趾）及肋骨畸形等。少数有发育落后和特殊面容(如上唇厚、眼距宽)及智力低下等。一般无胸腺增殖或胸腺瘤存在。Diamand 提出本病诊断要点为：

(1)从婴儿期开始出现不明原因的中度或重度贫血。

(2)网织红细胞减少。

(3)白细胞和血小板不减少。

(4)骨髓有核红细胞减少或缺如,但血小板或粒细胞系基本正常。

2.获得性原发性单纯红细胞再生障碍性贫血

多见于成人,小儿极少见：其临床表现与先天性单纯红细胞再生障碍性贫血相同。本病有突出的多种免疫异常,有些病例患有自身免疫性疾病,低丙种球蛋白血症,少数伴有自身免疫性溶血。

3.继发性单纯红细胞再生障碍性贫血

常继发于药物或感染,亦可继发于溶血性贫血再生障碍性贫血危象、系统性红斑狼疮、类风湿病、重症急性肾衰竭、营养不良、肿瘤、慢性感染及内分泌功能减退等。继发性单纯红细胞再生障碍性贫血除有再障的表现外,还应有原发疾病的表现,一般发病年龄较大,有导致贫血的因素可查,无家族史,不伴先天性畸形。

(二)实验室检查

(1)外周血血红蛋白常<40g/L,网织红细胞计数降低或缺如,呈正色素正细胞性贫血,偶有巨样变。先天性再生低下性贫血可有 MCV>90fl。

(2)先天性者胎儿血红蛋白量、醛缩酶、磷酸果糖激酶和谷胱甘肽过氧化酶活性增高。获得性者可有多种免疫异常,如 IgG 过低或过高,可出现多种特异性抗体,包括冷、温凝集素,冷溶血素、嗜异性抗体、抗核抗体等。

(3)骨髓:粒系和巨核细胞系统正常,而红系增生减退或缺如,有时有核红细胞可见很多空泡。

(三)诊断要点

(1)骨髓中红细胞系统明显减少,有核红细胞常<5%或为 0,粒系细胞与巨核细胞系统基本正常。

(2)外周血红细胞减少,白细胞及血小板计数正常,网织红细胞计数明显减少或缺如。

(3)红细胞 ^{59}Fe 结合力明显降低。

(4)患者血清中可发现抑制红细胞生成物质。

(5)常规抗贫血治疗无效。

(四)治疗

1.病因治疗

停止有害药物,控制感染等原发病。

2.胸腺切除

合并胸腺瘤者,施行胸腺瘤切除,可使病情缓解。

3.免疫抑制疗法

糖皮质激素效果好,呈慢性经过均是泼尼松治疗指征。宜早用、剂量足,一般1～3周后骨髓可改善,4～6周可恢复,渐减量至最小有效量维持数月。6-巯基嘌呤、环磷酰胺、硫唑嘌呤及抗淋巴细胞球蛋白亦有效果。

4.脾切除

对药物治疗无效者,可试行脾切除,以减少抗体产生,可获缓解,减少输血次数。

5.雄性激素和氯化钴治疗

亦有一定效果。

6.对症治疗

输红细胞改善贫血,维持血红蛋白 70g/L 以上为宜。

7.伴有营养不良者

叶酸、维生素 B_{12} 治疗,可能有一定效果。

8.糖皮质激素与甘草合并应用

七、遗传性球形红细胞增多症

遗传性球形红细胞增多症(hereditary spherocytosis),是一种先天性红细胞膜异常引起的溶血性疾病。其内在缺陷的确切性质和发病机制迄今未完全明了。目前认为可能是红细胞膜血影蛋白(spectrin)缺乏,红细胞蛋白激酶缺乏以及红细胞膜钙离子增加,ATP减少等原因导致膜的表面积减少,而使红细胞呈球形,变形能力差。本症红细胞膜的缺陷使钠、水进入细胞过多。红细胞由于能量供应不足过早衰老,其膜的硬度增加,钙沉着于膜上,使红细胞变厚呈球形,球形红细胞寿命短,当其通过脾脏微循环时,就不能如正常红细胞样具可塑性,则大量的红细胞在脾内扣押、滞留,又因脾内缺乏葡萄糖,pH 及氧分压较低,糖酵解障碍,红细胞稳定性也进一步下降,最后由于挤压、冲撞、撕拉终至破坏发生溶血。

本病临床表现轻重不等,特点为间歇性发作快速的黄疸和溶血危象,严重者偶可有骨髓功能暂时性抑制,发生溶血再障危象。80%病例为常染色体显性遗传,少数为常染色体隐性遗传,亦可因后天基因突变而发病。

(一)临床表现

发病年龄早晚不一,本病可以是新生儿高胆红素血症的原因。一般发病早者症状明显,突出的症状是贫血、黄疸、脾大。儿童可表现为脾大而无其他症状.亦常表现为长期乏力、不适、腹痛,在病程中常因劳累、受凉或感染等因素而诱发溶血危象,溶血危象不一定非常严重,但严重时可发生再障危象,病情凶险,重者可致死。患儿可有发热、腹痛、呕吐等,病程持续 1～2 周。另外,胆石症发病率可高达 85%,少数病人可见骨骼畸形。

(二)实验室检查

1.贫血

一般是轻至中度,发生溶血危象时常有重度贫血。贫血为正色素性。血片中小而染色深的球形红细胞一般在 20% 以上。网织红细胞持续升高,但在发生溶血再障危象时,网织红细胞减少,白细胞和血小板一般正常。

2.骨髓检查

骨髓增生明显活跃,以中晚幼红细胞为主,铁染色示细胞外铁和铁粒幼细胞增加,少数幼红细胞糖原染色呈弱阳性。

3.红细胞渗透脆性增加

常于 0.68% 开始溶解,0.4% 溶完,孵育 37℃ 24 小时脆性更高。

4.自体溶血试验及纠正试验

本病红细胞经 37℃ 孵育 24 小时,可有 5% 溶血,48 小时后溶血可达 10%～50%,加入葡萄糖或 ATP 后显著抑制溶血(常可达正常水平)。

5.红细胞滚动试验

球形红细胞在湿片中呈散在分布,倾斜标本 35°～45° 角,可见此种细胞的滚动。

6.^{51}Cr 标记红细胞寿命缩短

7.其他

间接胆红素增加,粪便粪胆原常增加,抗人球蛋白试验阴性,血红蛋白电泳正常。

(三)诊断要点

(1)慢性过程伴有急性发作的溶血性贫血,常有黄疸,脾大明显。

(2)外周血网织红细胞计数增高,骨髓粒/红比例明显倒置。

(3)外周血片示球形红细胞显著增多(>20%),红细胞渗透脆性增高。

(4)抗人球蛋白试验阴性。

(5)脾切除疗效显著。

(四)治疗

1.换血

新生儿期伴严重高胆红素血症的病人,应进行换血治疗。

2.外科治疗

脾切除术是首选的有效方法。脾切除术后数日黄疸即可消退,贫血改善。切脾最适合年龄是 10～12 岁,在严重病例应 5～6 岁时进行,过早(5 岁前)切脾有增加感染的危险。脾切除虽不能根除病儿红细胞的先天缺陷,然而可停止病理性溶血。体征和症状随溶血的停止而迅速消失,红细胞寿命恢复到正常,但应注意手术后并发症的预防。

八、红细胞葡萄糖-6-磷酸脱氢酶缺陷症

红细胞葡萄糖-6-磷酸脱氢酶缺陷症,是一种遗传性葡萄糖-6-磷酸脱氢酶(简称 G-6-PD)缺陷性疾病。进食蚕豆、服用氧化型药物或感染因素作用,可诱发急性溶血性贫血。呈伴性不完全显性遗传。在我国西南、中南和福建、海南等地区比较常见。G-6-PD 基因是位于 Xq2.8,迄今发现 400 多种变异型,其中 20 多种能发生溶血,我国人口中发现的变异型达 40 多种。G-6-PD 缺陷发病与否取决于 G-6-PD 缺陷的红细胞数量占红细胞总量的比例。

(一)临床表现

1.蚕豆病(胡豆黄)

进食蚕豆(生熟蚕豆或豆皮)后,本病患者经 5～48 小时潜伏期后发病。乳母进食蚕豆后,敏感婴儿食母亲乳汁亦可发病。儿科病人约占 85%。病死率为 0.85%～9.6%。

本病表现为急性血管内溶血,轻型出现低热,巩膜黄染不定,食欲减退、腹泻、呕吐,血红蛋白 51g/L 以上,尿隐血试验阳性。中型病例起病较急,畏寒发热高至 40℃,面色苍白,黄疸,心脏杂音,肝脾轻度肿大,血红蛋白 30～50g/L,尿隐血试验强阳性。重型病例起病急骤,高热,

面色苍白、黄疸、头痛、昏迷、惊厥，血红蛋白 30g/L 以下，血红蛋白尿。严重者发生尿闭及肾衰竭，急性心力衰竭，休克等。

2.药物引起溶血

引起溶血的常见药物有磺胺药物、呋喃类药物，以及解热止痛药如阿司匹林、非那西丁、安乃近、对氨基水杨酸；抗疟药（如伯氨喹、帕马喹、阿的平和奎宁）等。其他尚有萘（樟脑丸）、人工合成的维生素 K、氯霉素等。多数于服药后 1～2 日内急性起病，有头晕、乏力、厌食和恶心呕吐等症状，可产生血红蛋白尿、黄疸、肾衰竭。血红蛋白急剧下降，网织红细胞 4～5 日内显著上升，溶血停止后数周，血红蛋白及网织红细胞可恢复正常，红细胞寿命缩短。

3.感染引起溶血

G-6-PD 缺陷者感染时亦可发生溶血症状，如上呼吸道感染、支气管炎、肺炎、败血症、伤寒、传染性肝炎、水痘、传染性单核细胞增多症、腹泻等感染时。牛痘疫苗接种后亦有引起急性溶血者。个别文献报道，糖尿病酸中毒、吸入萘蒸气、食某些蘑菇及服某些中药，亦可引起急性溶血，程度多较轻。

4.新生儿黄疸

（参见新生儿黄疸节）。

5.先天性非球形红细胞溶血性贫血

本症常呈慢性经过，出生后即可出现贫血。进行性加重，红细胞寿命缩短，黄疸，肝脾肿大，溶血可因感染、药物和进食蚕豆而加重。

（二）实验室检查

（1）红细胞及血红蛋白均减少，呈正细胞正色素性贫血，外周血见红细胞碎片，网织红细胞计数增加。

（2）变性珠蛋白小体试验，正常人＜30％，G-6-PD 缺陷者＞40％以上的红细胞含有 5 个以上变性珠蛋白小体。

（3）G-6-PD 活性测定：对诊断有特异性，Zinkham 法的正常值为 $12.1 \pm 2.091 U/g$ 血红蛋白（37℃），血循环中新生红细胞可影响酶测定，出现假阴性。

（4）G-6-PD 荧光斑点试验：正常红细胞存在 G-6-PD 时，因生成三磷酸吡啶核苷酸，在紫外线照射下，10 分钟内会发出荧光，而 G-6-PD 酶缺陷者红细胞则不能出现荧光。本法简易迅速，用血量少，每次 1～2 滴血，适用于新生儿普查。本法假阳性率很低，但有一定的假阴性。

（5）变性珠蛋白小体生成试验：溶血时阳性细胞＞0.05，但在不稳定血红蛋白病时亦为阳性。

（三）诊断要点

（1）食用蚕豆、药物或感染后发生急性溶血，新生儿期出现黄疸或自幼出现原因未明的慢性溶血者。

（2）出现黄疸，面色苍白，血红蛋白尿。

（3）G-6-PD 活性下降。

（4）既往有类似发病史或家族阳性史。

（5）应与血红蛋白病（地中海贫血）、自身免疫性溶血性贫血、肝炎、溶血尿毒综合征鉴别。

（四）治疗

(1)禁忌食用蚕豆、氧化型药物，敏感婴儿的母亲亦应忌用。

(2)输血疗法：常用于贫血继续加重的病人，血红蛋白＜50～60g/L时，应及时输液，纠正脱水、酸中毒，以输红细胞为宜。输血应避免输入G-6-PD缺乏供血者的血，每次输入量5～20ml/kg。如男孩患病，只要血型相同，可输其父血，不可输其母血。

(3)注意尿色及尿量改变，可服用碳酸氢钠碱性液碱化小便。

(4)蓝光疗法。

九、地中海贫血

地中海贫血又名海洋性贫血，系常染色体不完全显性遗传性慢性溶血性贫血。由于构成血红蛋白的 α 或 β 肽链合成减少或完全抑制，使红细胞正常血红蛋白含量减少，红细胞寿命缩短。本病根据合成障碍肽链的不同，分为四型 α 型、β 型、δβ 型、δ 型。临床常见类型为 α 地中海贫血和 β 地中海贫血，尤以 β 地中海贫血最常见。

（一）临床表现

1.轻型

无症状或症状轻微，仅有轻度贫血，无明显脾脏肿大。

2.重型

多在半岁以内发病，呈慢性进行性贫血，面色苍白或苍黄，可有轻度黄疸，常因重度贫血引起颅、面骨骨髓代偿性增生而出现特殊面容，头大，鼻梁低平，眼距增宽，颧骨、额及顶枕部突出。长期慢性贫血可致心脏扩大，心尖区可闻及收缩期杂音。腹部多膨隆，肝脾肿大，以脾大更明显，多有生长发育障碍。

3.胎儿水肿症

胎龄常不足40周而死产，胎儿呈全身水肿、腹水、贫血、肝脾肿大。

4.并发症

常见于重型病例。慢性溶血可出现胆结石、阻塞性黄疸及胆绞痛、腿部溃疡。长期输血及慢性溶血导致铁过量沉着于重要组织器官如肝、脾、胰、心，心功能不全常为死亡的原因。

5.家族史

可有阳性家族史。

（二）实验室检查

1.血常规

呈小细胞低色素性贫血，红细胞大小不等，异形性，中心淡染区扩大，靶形红细胞10%以上有诊断价值，并可见到有核红细胞，嗜碱性点彩红细胞，网织红细胞增高。

2.红细胞盐水渗透试验

渗透脆性降低。

3.血红蛋白电泳

β-地中海贫血可出现 HbF 或 HbA2 增高，α-地中海贫血 HbH 病发现 HbH 带，胎儿水肿症在 pH 8.6 缓冲液电泳时 Hb Bart's 倾向阳极，位于 HbH 之后，但在 pH 6.5 缓冲液电泳时则倾向阴极。

4.异丙醇沉淀试验

可区别不稳定血红蛋白,HbH 病者本试验呈阳性反应。

5.红细胞包涵体生成试验

孵育红细胞后,含有血红蛋白 H 的红细胞用煌焦油蓝染色,可见大多数红细胞中含有包涵体(即变性珠蛋白小体)。

6.骨髓检查

红细胞系统明显增生,粒:红比例减低或倒置,以中、晚、幼红细胞增生为主。轻型病例骨髓改变不明显。

7.X 线颅骨检查

可见颅骨内外板变薄,髓腔增宽,骨板间有放射状或竖发状条纹。

8.其他检查

尿中尿胆原增加,沉渣肾小管上皮细胞内,可见到含铁血黄素。血总胆红素升高,以间接胆红素升高为主。

(三)诊断要点

(1)小细胞低色素贫血,肝脾肿大,脾大更为明显。

(2)β-地中海贫血重型者 HbF 显著增高,轻型者 HbA$_2$ 增离＞3％,α-地中海贫血出现 HbH,胎儿水肿症出现 Hb Bart′s、死胎。

(3)双亲或兄弟姊妹中有类似贫血史。

(四)治疗

本病目前尚无特效疗法,轻型者不需治疗,重型病例可采用下述疗法。

1.输血

反复足量输红细胞以维持 Hb 在 70～120g/L,防止或减轻骨骼畸形。但长期反复输血可致体内铁负荷过重,导致含铁血黄素沉着于重要脏器,应予去铁治疗。

2.脾切除

年长儿、纯合重型地中海贫血患者可试用。

3.干细胞移植

有可能治愈本病。

4.其他治疗

维生素 E 具有抗氧化作用,保护红细胞膜,可适当补充,5～15mg/d,也可补充叶酸 1～5mg/d,除非铁生化检查有缺铁的证据,一般忌用铁剂。

第二节　出血性疾病

一、免疫性血小板减少性紫癜

特发性(免疫性)血小板减少性紫癜(ITP),为小儿期最常见出血性疾病。临床表现为血小板减少,皮肤、黏膜出血,偶伴内脏出血,病因与免疫因素有关。患儿血浆及血小板表面可存在抗血小板相关抗体或免疫复合物。病程多自限性。

（一）临床表现

1.急性型

儿童多属此型,常见于 2～10 岁小儿,起病前常有病毒感染史,起病急,表现为自发皮肤、黏膜出血,以四肢多见,呈大小不等瘀点、瘀斑;鼻、齿龈出血多见;亦有消化道、泌尿道出血。重症患儿血小板<20×10^9/L,可伴严重黏膜出血,或 3 个以上部位出血,或因出血严重而致 Hb<60g/L,最严重时可伴发颅内出血(<1%)。中度患儿血小板<50×10^9/L,皮肤黏膜瘀点、瘀斑,无广泛出血。肝、脾、淋巴结无肿大。病情自限性,出血症状多于起病 1～2 周内好转,但血小板数可仍低。90%急性型患儿起病 9～12 月内血小板数恢复正常。

2.慢性型

病程超过 6 个月,学龄期前后小儿多见,女多于男,起病可较隐匿缓慢,出血症状较轻,病程迁延,可反复发作。

（二）诊断要点

(1)自发性皮肤黏膜出血,偶伴内脏出血;起病前可有前驱"病毒感染"史;一般无肝、脾、淋巴结肿大;病情多呈自限性。

(2)血小板计数<100×10^9/L,急性型血小板减少较显著;少数病人出血量多时,可伴血红蛋白降低,网织红细胞轻度增高。

(3)骨髓检查:巨核细胞数增多或正常,有成熟障碍。

以下 4 项具有 1～2 项:

(4)血小板相关免疫球蛋白、补体增多。

(5)排除继发性血小板减少。

(6)泼尼松治疗有效。

(7)切脾治疗有效。

（三）治疗

轻症病人,无黏膜出血者,不需特殊治疗。

1.一般治疗

适当休息,防止及控制感染,维生素 C、卡巴克络(安络血)口服,局部止血措施,忌用阿司匹林等抗血小板药物。

2.糖皮质激素

中度以上病人,每日泼尼松 1～2mg/kg 口服,一般用药 3～4 周后,减量停用。如出血较严重及顽固难治者,可增加泼尼松至每日 3～4mg/kg,或改用相应剂量地塞米松、氢化可的松、甲泼尼龙等静脉给药,出血改善后改口服,并减量至每日泼尼松 2mg/kg,维持 3～6 周,减量停药。如减量中血小板下降,出血加重,以最低维持量维持。重症病人,伴皮肤黏膜广泛出血时,可给每日甲泼尼龙 15～30mg/kg,静脉滴注。3～5 天出血好转后,每日减半量至相当于泼尼松每日 2mg/kg,维持 3～6 周,减量停药。

3.大剂量丙种球蛋白静脉输注(IVIG)

可根据出血严重度,血小板上升情况等选用以下方案:①IVIG 每日 0.497kg,连用 5 天;

②每日 1g/kg,连用 2 日;③每日 1g/kg,只用 1 日;④每日 0.4g/kg,连用 2 日。适用于重症型患儿,尤其是婴幼儿;或慢性型患儿作脾切除前。

4.输血或血小板

输注血小板对本病通常无效,急性大量出血或有视网膜出血,颅内出血患儿,必要时输注单采血小板。

5.免疫抑制剂

(1)长春新碱:0.025mg/kg 或 0.8mg/m²,每周 1 次,缓慢静滴,4～6 次为一疗程。

(2)环孢素:每日 5～8mg/kg,q12h,维持量参照血浓度。常见不良反应有多毛、震颤、肾功能损害,应定期检查肾功能。

(3)硫唑嘌呤:每日 1.5～2.5mg/kg,多与泼尼松合用。

(4)环磷酰胺:每日 1.5～3mg/kg,起效一般需 3～6 周,血小板上升后维持 4～6 周。

6.其他药物

(1)达那唑:为雄激素衍生物,每日 10mg/kg,分 3 次口服。或小剂量每日 1～2mg/kg 口服,一般需 2～6 周后起效。主要不良反应为肝功能损害,体重增加、多毛、乏力,小剂量时不良反应少。

(2)氨肽素:0.4g 每日 3 次,药效高峰在 6～8 周。

7.脾切除

病程 1 年以上,年龄＞5 岁,常规内科治疗无效,出血症状较明显者,可考虑脾切除。

二、血友病

血友病是一组遗传性凝血因子缺陷所致的出血性疾病,包括血友病 A(因子Ⅷ或称 AHG 缺乏)、血友病 B(因子Ⅸ或称 PTC 缺乏)、血友病 C(因子Ⅺ或称 PTA 缺乏)。血友病 A、B 属伴性遗传(XR)男性患者表现症状,女性为携带者;血友病 C 为常染色体隐性遗传(AR),男女两性均可发病。据世界卫生组织统计血友病发病率约为(15～20)/10 万人口,我国血友病发病率为(2.3～2.8)/10 万人口,其中血友病 A 占 80%～85%,血友病 B 占 10%～15%,血友病 C 少见。

(一)血友病 A

血友病 A 由于因子Ⅷ(FⅧ)遗传性缺陷引起,FⅧ是一种大分子糖蛋白,由位于 X 染色体长臂二区第八带(Xq28)FⅧ促凝成分(Ⅷ:C)基因,及位于第 12 号染色体的短臂末端(12pter)Ⅷ相关抗原(ⅧRAg 或称 vWF)基因两部分合成。血友病 A 患者 vWF 正常,Ⅷ:C 降低或缺乏。

1.临床表现

(1)男性患者表现症状,女性为携带者。

(2)自幼表现出血倾向,自发或轻微损伤后流血不止。重型患儿出生后有出血症状,轻型可至儿童甚至成年期才发病。出血部位为关节。可形成慢性关节炎、关节畸形,肌肉出血可形成囊肿和假瘤,皮下血肿、皮肤瘀斑,黏膜出血、鼻出血:内膜出血包括消化道,泌尿道及脑出血。畸形大出血较少见。根据Ⅷ:C 水平,可分为重型(Ⅷ:C＜2%)、中型(＜5%)、轻型(＜25%)、亚临床型(＜50%),以重、中型占大多数。

(3)出血时间(BT)、凝血酶原时间(PT)、血小板计数,血块收缩时间均正常。

(4)凝血时间(CT)和复钙时间,重型病例异常(延长)。

(5)白陶土部分凝血活酶时间(KPTT)延长。KPTT 较敏感,当Ⅷ:C 为正常的 30%～40%时,KPTT 即有延长。

(6)简易凝血活酶生成试验(STGT)及凝血活酶生成试验(TGT)时间延长,并可被硫酸钡吸附血浆纠正,却不能被正常血清纠正。

(7)Ⅷ:C 测定Ⅷ:C 降低。

2.诊断要点

(1)母亲多为携带者,母系男性亲属可能有本病患者。

(2)男性患者,自幼有出血倾向、自发或轻微损伤后流血不止,常表现关节腔出血,局部红肿、疼痛,皮下肌肉血肿等。

(3)CT、KPTT 延长,BT、PT 正常,血小板数正常。

(4)凝血活酶生成时间延长,可被硫酸钡吸附血浆纠正,正常血清不能纠正,Ⅷ:C 降低。

3.治疗

(1)防止创伤:避免手术及肌内注射,注意口腔卫生,禁用抗血小板药物(如阿司匹林、保泰松、吲哚美辛、双嘧达莫等)。

(2)替代治疗:提高患者血浆 FⅧ水平,轻度出血需提高血浆 FⅧ水平至 20%～25%,中度出血需 25%～30%,重度出血需达 50%～80%。如发热、感染或循环中出现 FⅧ抑制物时,需提高患者 FⅧ水平至 60%～80%或更高。输入 FⅧ1U/kg 可提高体内 FⅧ:C2%。因输入的 FⅧ可向血管外弥散(弥散半衰期 4～5 小时),首剂剂量应加倍,以后 8～12 小时一次,(代谢半寿期 8～12 小时)至局部出血停止,如需外科手术,术前 1 小时应提高 FⅧ水平至 100%。一般手术后维持 FⅧ水平 60%共 4 天。骨科手术维持 FⅧ水平 80%,共 4 天,以后减量至伤口愈合,血友病 AFⅧ抑制物(抗体)产生的发生率约 10%,如已出现抗体者,危急出血时应加大剂量 FⅧ替代输注,或同时加用糖皮质激素,及因子Ⅸ浓缩物。

(3)含 FⅧ制品

①新鲜血浆:每 ml 含 FⅧ1U,慎用未经灭活处理的血浆。

②冷沉淀物:含 FⅧ:C 量为新鲜血浆的 5～10 倍,适用于轻型～中型患者。慎用未经灭活处理的冷沉淀。

③浓缩 FⅧ制剂:国内多为中纯度制品,较血浆中 FⅧ含量高 25 倍,适用于中～重型患者及获得性血友病 A 患者(循环中已出现 FⅧ抗体者);高纯度制品,FⅧ含量较血浆高 65～130 倍。

(4)药物治疗

①1-去氨基-8-右旋精氨酸加压素(DDAVP),为一种合成的加压素衍生物,有抗利尿及增加 FⅧ水平的作用,每次 0.3～0.5μg/kg,加入生理盐水 30ml,静滴 20～30 分,每 12 小时一次,2～5 次一疗程,多数患者 FⅧ可增高原来的 4～6 倍,与抗纤溶药物同用,疗效可增加,反复应用 DDAVP,疗效降低。经鼻腔喷雾或滴入,每次每侧 150μg,效果不如静脉给药,DDAVP 多用于轻型患者。

②达那唑:每日 10ml/kg,分 3 次口服,2 周为一疗程。可降低血浆制品用量。

③糖皮质激素：促进血肿吸收，可用于关节，肾、腹腔、咽喉、拔牙、颅内出血，及产生 FⅧ 抗体者，一般为短期应用。

④抗纤溶药物：6-氨基己酸：每次 0.1g/kg，每日 3～4 次，口服，或 0.08～0.129/kg 加入葡萄糖或生理盐水 100ml 静滴；氨甲苯酸，小儿每次 0.1g，静注，每日 1～2 次。血尿、肾功能不全、休克者慎用。

（5）局部处理：关节出血、肿胀，应早期固定、制动、补充 FⅧ 20U/kg，以后 10U/kg，每 12 小时静滴，共 2 天，必要时在首剂替代治疗后，无菌条件下抽出局部积血，减少局部肿痛，加压包扎。皮肤、黏膜损伤可局部压迫止血，如伤口较深需缝合止血。

（二）血友病 B

1.概述

血友病 B 为遗传性 FⅨ（PTC）缺陷所致，基因位点在 Xq27.1～q27.2 遗传方式同血友病 A，但女性杂合子 FⅨ 活性降低，有临床出血表现者较血友病 A 女性杂合子多见，血友病 B 发病率低于血友病 A。

2.临床表现

临床表现与血友病 A 无法鉴别，而轻、中型患者较多，患儿 CT 可延长，KPTT 延长，凝血活酶生成试验（TGT）时间延长，正常血清可纠正，硫酸钡吸附血浆不能纠正、FⅨ 测定 FⅨ:C 降低或缺乏。

3.诊断要点

（1）本病为 XR 遗传，母亲多为携带者，但 FⅨ 活性减低，临床有出血表现者较血友病 A 女性杂合子多见。

（2）临床表现与血友病 A 相似，轻、中型患者多见。

（3）CT 可能延长，KPTT 延长，TGT 延长，正常血清可纠正，硫酸钡吸附血浆不能纠正，简易凝血活酶生成及纠正试验可能出现假阳性，不能作为诊断依据。

（4）FⅨ:C 减低或缺乏

4.治疗

替代治疗可用血浆（FⅨ 及 FⅪ 在 4～20℃时稳定，故可用新鲜或库存血浆，但慎用未经灭活处理的血浆），首选浓缩 FⅨ 制剂（凝血酶原复合物）。首剂 30～60U/kg，在 2～4 小时内输注，以后 20U/kg 维持，每日 1 次。对新生儿和肝病患儿，因其清除凝血酶原复合物中已活化凝血因子的功能较差，为防止发生血栓性栓塞，应慎用。血友病 B 抗体滴度增高的发生率 1%～3%，处理同血友病 A。

（三）血管性血友病

血管性血友病（vWD）是一组遗传性出血性疾病。由于血浆中 vW 因子（vWF）缺陷，而致血小板与损伤血管内皮细胞间黏附作用异常所引起的出血性疾病。vWF 又是因子Ⅷ凝血活性Ⅷ:C 的载体，vWF 的缺陷同时伴有Ⅷ:C 的减低。本病的遗传变异型，按 vWF 的缺乏和（或）多聚体结构遗传的不同可分为Ⅰ、Ⅱ、Ⅲ型，其相对患病率之比为 75：19：16。

1.临床表现

（1）本病多数属常染色体显性（AD）遗传，少数属常染色体阴性（AR）遗传，男女均可发病，大多数病例自学龄前及儿童期起病。

(2)自幼有明显的出血倾向,多数患儿有反复鼻出血,皮肤黏膜出血,程度轻重不一,手术或拔牙后出血不止;罕见关节出血及关节畸形。

(3)出血时间(lvy法)延长,阿司匹林耐药量试验可使轻型患儿出血时间显著延长,小儿期需慎用。

(4)多数病人vWF明显降低,Ⅷ:C减低。

(5)利托菌素(ristocetin)诱发的血小板聚集作用减低。

(6)血小板激素正常,血小板黏附率减低。

2.诊断要点

同前述。

3.治疗

(1)替代治疗:新鲜或冷冻血浆10ml/kg输注,或应用冷沉淀物(未经灭活者应慎用),以后每日5ml/kg,重症患儿需外科手术时,术前2~3日起输注血浆每日10ml/kg,术后每日或隔日输注血浆5ml/kg,维持7~10日。

(2)DDAVP:用法见血友病A。

(3)禁用抗血小板药物。

(4)局部止血:体表用压迫或配合冷敷止血,鼻出血时可用含有凝血酶或新鲜血浆的止血纤维、吸收性明胶海绵充填局部,并加压止血。

三、维生素K依赖凝血因子缺乏症

维生素K依赖因子(Ⅱ、Ⅶ、Ⅸ、Ⅹ)在肝细胞微粒体内合成,分子结构中含γ羟基谷氨酸,维生素K是上述凝血因子的羟基化辅酶。缺乏维生素K参与合成的脱羧基凝血酶原(PIVKA-Ⅱ),不能被激活形成有活性的凝血酶无凝血功能。本病分先天性和获得性两大类。先天性Ⅱ、Ⅶ、Ⅹ因子缺乏少见,均属常染色体隐性遗传,Ⅸ因子缺乏(血友病B),见本章血友病节。获得性维生素K依赖因子缺乏较常见,有新生儿自然出血、婴儿维生素K缺乏及慢性肠道疾病、肝脏疾病引起的维生素K依赖因子缺乏。其中婴儿维生素K缺乏症,临床常早期出现颅内出血,病情凶险,力争早期诊断,合理治疗。

(一)新生儿自然出血症(新生儿凝血酶原缺乏症)

1.临床表现

(1)新生儿生后2~5天发生脐、胃肠道、皮下出血。早产儿可晚至生后第2周,严重时针刺部位出血不止,并伴内脏出血如血尿、肺出血、阴道出血甚至颅内出血。

(2)维生素K或含维生素K血制品治疗有效,病程有自限性,新生儿多于10天内痊愈,早产儿病程可延迟至生后2~3周。

(3)血小板计数和BT正常PT,KPTT和CT均延长。

2.诊断要点

(1)人乳喂养新生儿生后第1周内有脐、胃肠道、皮肤出血。

(2)病史中有以下诱因。

①生后未补充维生素K。

②生后禁食：口服广谱抗生素、腹泻、先天胆道畸形。

③母孕期服用香豆素抗凝剂，抗惊厥药。

（3）CT、PT、KPTT 延长。

3.治疗

见婴儿维生素 K 缺乏症

（二）婴儿维生素 K 缺乏症

1.临床表现

（1）多见于单纯母乳喂养，3 月龄以内健康婴儿。

（2）起病急骤，多数患儿有突发性颅内压增高现象。表现烦躁哭吵，前囟紧张饱满，呕吐，双目凝视、斜视、脑性尖叫、惊厥或意识丧失，肢体屈曲紧张；贫血进展迅速，注射及采血部位有自发性出血倾向，或伴皮肤、消化道出血。由于本病临床表现无特异性，如自发出血症状不明显，或伴发热，易误诊为中枢神经系统感染。

（3）凝血酶原时间（PT）：多数延长至正常对照 2 倍以上。

（4）FⅡ、FⅦ、FX 活性检测：上述因子活性降至 30% 有出血倾向，<20% 有自发出血。

（5）血 PIVKA-Ⅱ（缺乏维生素 K 参与合成的脱羧基凝血酶原）增高。有条件单位应做此测定，为维生素 K 缺乏的可靠诊断指标。

（6）脑脊液检查：CSF 内有新鲜红细胞及（或）皱缩红细胞，蛋白质增高（<0.57g/L），白细胞<0.1×10^9/L，腰穿对诊断及鉴别诊断十分重要，对危重儿必须小心谨慎地进行腰穿，以免引起不良后果。

（7）头颅 CT 检查：可确定出血部位，多数为蛛网膜下出血。

2.诊断要点

（1）大多数（约 80%）发生于母乳喂养 3 月以内健康婴儿；少数有较明确诱因如阻塞性黄疸，肝病、长期腹泻、长期口服抗生素肠道菌群抑制，可为人工喂养婴儿，起病年龄较晚。

（2）起病急骤，多伴颅内压增高，中枢神经系统症状；有明确诱因组颅内出血发生率低。

（3）多数伴进行性贫血，注射部位出血，皮肤瘀斑，血肿、呕血、便血、鼻衄等。

（4）可伴发热、黄疸。

（5）PT 延长。

（6）脑脊液检查 CSF 内有新鲜或（及）皱缩红细胞

（7）头颅 CT 或超声检查有助确定出血部位及范围。

3.治疗

（1）维生素 K₁5～10mg，稀释后缓慢静注（4～5mg/min）或肌注，连用 3～5 日，早期应用，4～6 小时后出血可停止。

（2）有条件者应首选凝血酶原复合物，每次 10～15U/kg，数小时内可制止出血。慎用未经灭活处理的新鲜同型血或新鲜冷冻血浆。

（3）颅内增高治疗，早期不强调应用甘露醇，重度颅内压增高并有脑疝可能时，应及时应用甘露醇，每次 0.25～1g/kg，地塞米松每次 1～2mg/kg，呋塞米每次 1～2mg/kg，脱水降颅压。一般可在维生素 K₁ 应用后 6 小时，定期用小剂量甘露醇降颅压，并给苯巴比妥止痉。

(4)长期反复抽搐并有神经定位体征者,经 CT 扫描或超声检查确诊为硬膜下血肿时,在纠正凝血障碍后,作硬膜下穿刺引流,或外科颅骨切开引流或清除血肿。

(5)预防

①维生素 K 预防:正常足月儿、早产儿、低出生体重儿、难产婴儿,出生后均常规肌注维生素 K_1 0.5～1mg,出生后 1～2 周,1 个月、3 个月时重复肌注维生素 K_1 1mg 各 1 次。

②孕母预防:产前 2 周起,常规口服维生素 K 每日 20mg,分娩后母乳常规服维生素 K,并进食富含维生素 K 的绿叶蔬菜及水果,提高母乳中维生素 K 的含量。

③婴儿肝炎或阻塞性黄疸,长期慢性腹泻或脂肪吸收不良患儿,定期肌注维生素 K_1 每日 1～3mg。肝功能损害严重时,补充维生素 K 难以达到止血目的,可输注冰冻新鲜血浆或冷沉淀物止血。

四、弥散性血管内凝血

弥散性血管内凝血(DIC)是一种继发于多种疾病的出血综合征,其特点为在某些诱因作用下,凝血系统被激活,微血管内广泛发生纤维蛋白沉积和血小板凝聚,形成播散性微血栓,消耗大量凝血因子和血小板,激活纤溶系统,继发纤维蛋白溶解,引起严重微循环和凝血障碍,临床表现广泛严重出血,休克、栓塞、溶血、脏器功能障碍。引起儿科常见 DIC 的病因为重症感染、缺氧、组织损伤、休克、恶性肿瘤、白血病、溶血等。

(一)临床表现

(1)原发疾病症状和体征。

(2)高凝期持续时间较短,临床易忽略,以抽血易凝固为特点,凝血时间缩短,血小板数量正常或略高,纤维蛋白原正常或略高。

(3)低凝期及纤溶亢进期

①出血:绝大多数病人有轻重不一皮肤、黏膜出血,表现为瘀点、瘀斑、血肿,注射部位或手术野渗血不止。消化道、泌尿道、呼吸道出血等。

②休克及低血压状态,半数以上有血压下降,血压不稳定甚至休克,表现为肢体冷、少尿、面色发绀,不能用原发病解释。

③栓塞:表现为各脏器(如肾、肺、脑、肝等)功能障碍,如少尿、无尿、血尿或肾衰竭、呼吸困难、发绀、意识障碍、昏迷、抽搐、黄疸、腹水等。

④溶血:一般较轻可有发热、黄疸、腰背痛、血红蛋白尿等。血涂片中有红细胞碎片、异形红细胞。

(4)急性 DIC 起病急骤,多在数小时或 1～2 天内起病,有明显出血及休克表现;亚急性 DIC 病程较缓慢,数日或数周,多见于恶性肿瘤转移、早幼粒白细胞等;慢性型起病隐匿,可见于巨大海绵状血管瘤等。

(5)实验室检查

①血小板数<100×10^9/L 或进行性下降。

②纤维蛋白原含量<1.5g/L 或进行性下降,或>4g/L。

③PT 缩短或>正常对照 3 秒以上。

④3P 阳性,血浆 FDP>20mg/L,或 D 二聚体水平升高。

⑤抗凝血酶-Ⅲ（ATⅢ）和纤溶酶原（PLG）含量和活性降低。

⑥因子Ⅷ水平低于正常 50%。

⑦疑难病例应有下列一项以上指标异常：

血小板活化产物升高：如 β-血小板球蛋白（βTG），血小板第 4 因子（PF$_4$），P-选择素和血栓烷 B$_2$（TXB$_2$）。

凝血因子活化产物升高：如血管性血友病因子抗原（vWF：Ag），vWF：Ag/FⅧ：C 比值，血（尿）纤维蛋白肽 A（FPA），凝血酶原片段 1+2（F$_{1+2}$）、凝血酶-抗凝血酶复合物（TAT）等。

纤溶亢进指标升高：如纤溶酶-抗纤溶酶复合物（PAP）等。

（二）诊断要点

（1）存在易引起 DIC 的基础疾病。

（2）有以下两项以上临床表现

①多发性出血倾向。

②不易用原发病解释的微循环衰竭或休克。

③多发性微血管栓塞的症状和体征，如皮肤、皮下黏膜栓塞坏死及早期出现的肾、肺、脑等脏器功能不全。

（3）实验室检查：3 项以上异常可确诊。

①血小板数<100×10^9/L，或进行性下降，肝病患儿 DIC 时，血小板数<50×10^9/L。

②PT 缩短或延长 3 秒以上，或 KPTT 缩短或延长 10 秒以上。

③纤维蛋白原<1.5g/L 或进行性下降。肝病患儿<1g/L。

④血片中破碎异形红细胞>20%。

（三）治疗

1.病因治疗

去除病因，如感染、休克、酸中毒、缺氧。

2.高凝期治疗

以抗凝、活血化瘀为主。

（1）肝素：适用于高凝为主期，亚急性、慢性 DIC，有严重出血，低纤维蛋白原血症。严重肝功能不良时慎用或禁用。

用法如下：

①肝素 75~100U/kg，每 4~6 小时一次静注或静脉滴注，用药前作试管法凝血时间（CT）监测，如 CT 延长 2 倍以上，因减量或延长用药间隔期。如肝素过量，出血加重可用等量鱼精蛋白中和。

②亚急性 DIC 时（如急性早幼粒细胞白血病），可用肝素每小时 10~15U/kg，静脉滴注。

③小剂量肝素，每日 25~60U/kg，分次（如每 8 小时或 12 小时 1 次）皮下注射或静脉滴注。

④分子量<10000 低分子量肝素（LMH），抗凝作用弱而抗栓作用强，0.5mg/kg，皮下注射，每日 2 次。

（2）抗血小板聚集药物

①右旋糖酐 40(低分子右旋糖酐):10~15ml/kg,每日 1~2 次。

②双嘧达莫:每日 5mg/kg,分 2~3 次服用。

③阿司匹林:每日 10~20mg/kg,分 2~3 次服用。

3.低凝期

治疗主要补充血小板、凝血因子。可给新鲜血浆(有条件者应用经灭活处理的血浆)每次 10~15ml/kg,有条件时输注血小板和凝血因子,使血小板升到 $50×10^9$/L,纤维蛋白原> 1g/L,PT 恢复正常。

4.抗纤溶药物

一般禁用,继发性纤溶为主时,可在肝素治疗基础上,或与小剂量肝素合并使用。急性肾衰竭时禁用。

(1)6-氨基己酸:每次 0.1g/kg,每日 3~4 次,口服,或 0.08~0.12g/kg 加入葡萄糖或生理盐水 100ml 静滴。

(2)氨甲苯酸:新生儿每次 0.01~0.02g,小儿每次 0.1g,静注,每日 1~2 次。

第三节　急性白血病、肿瘤与组织细胞病

一、急性白血病

白血病是造血系统的恶性增殖性疾病,其发病数占小儿恶性肿瘤的首位,尤以急性白血病为主,其中急性淋巴细胞白血病(ALL)占 70%左右,慢性白血病仅占 1%~5%。

随着各种常见病防治效果的提高,儿童肿瘤的发病率相对增多,严重危及小儿健康和生命,应引起重视。

(一)临床表现

1.感染

发热是最常见症状之一,反复不规则发热常为首发症状。中性粒细胞绝对数<$0.5×10^9$/L 时易并发细菌或真菌感染。

2.贫血

亦常为首发症状,呈进行性加重。贫血原因:红系生成受抑,化疗药物损伤红系造血,ALL 患者可有显性或隐性自身免疫溶血。

3.出血

以皮肤、黏膜及鼻腔多见,消化道及颅内出血常为本病致死原因。

4.组织器官浸润

(1)淋巴系统浸润的表现:不同程度的肝、脾、淋巴结肿大,以急淋白血病和急单白血病明显。纵隔淋巴结肿大压迫可致上腔静脉综合征或上纵隔症候群。

(2)中枢神经系统白血病(简称脑白):经规范预防脑白后,其发病率已明显下降。早期仅有脑脊液异常而无症状者称亚临床型。主要症状可有颅内压增高、脑实质、颅神经、脊髓、神经根及周围神经受累所引起的相应症状和体征。

(3)睾丸白血病:多发生在化疗后1～3年或停药后任何时期。双侧或单侧无痛性肿大,局部变硬或呈结节状,局部皮肤呈青黑色。睾丸白血病的危险因素:①T-ALL 和淋巴肉瘤白血病;②病初白细胞$>20\times10^9/L$;③纵隔肿块;④肝脾淋巴结中重度肿大;⑤血小板$<30\times10^9/L$;⑥为规范应用大剂量氨甲蝶呤预防。

(4)骨关节受累:白血病细胞浸润骨膜、骨梗死或骨髓腔中白血病扩增所致。胸骨可有压痛。部分患者以骨痛、游走性或固定的关节肿痛为首发症状,以 ALL 为多见,易误诊为风湿性关节炎。急性粒细胞白血病患儿可发生一种特殊的骨浸润,即绿色瘤或粒细胞肉瘤,男性多见。肿瘤切面呈绿色,暴露于空气即渐褪色。常见的 X 线骨损害为骨髓腔及皮质的溶骨性改变,干骺端 X 线可见密度改变的横带或横线即"白血病线"。骨膜下可有新骨形成。

(5)皮肤损害:常见于新生儿白血病或急粒白血病、M_4、M_5 型。表现为白血病疹(淡红色小丘疹伴瘙痒),此外可有斑丘疹、皮肤结节、肿块或剥脱性皮炎。

(6)其他系统:腮腺、心(心包、心肌)、肺、肾、胃肠道及阴茎等浸润症状。

(二)诊断要点

有上述白血病的临床表现。

1.血常规

白细胞数高低不一,低至数百,高达百万,以原始和幼稚细胞为主。白细胞数正常或减少时可不见幼稚细胞。贫血为正色素性,网织红细胞常减少。血小板绝大多数减少。

2.骨髓象

是诊断白血病的重要依据。骨髓白血病细胞增生明显或极度活跃,以原始及幼稚细胞为主,可达 0.30～1.0 不等,有时可呈白血病"裂孔"骨髓象(即仅见幼稚和成熟的白细胞,中间阶段缺如)。红系(除 M_6)及巨核系(除 M_7)增生受抑制。细胞形态应结合组织化学染色来确诊白血病类型。有条件单位应作免疫分型及细胞遗传学检查。少数情况下骨髓穿刺可"干抽"或增生极度低下,找不到骨髓细胞时,需作活检。

3.确诊为白血病后

要进一步分类及分型,以便制定化疗方案及判断预后。

急性淋巴细胞白血病亚型(MIC 分型):

(1)细胞形态学分型:分 L_1、L_2、L_3 型,后者多为 B-ALL 预后差。

(2)免疫学分型:分为 B 细胞系(非 T)和 T 细胞系两大类,前者约占 80%,后者约占 15%。

B 细胞系一般分为 4 型即早前 B 细胞型(CD10$^-$)、普通型(CD10$^+$),前 B 细胞型和 B 细胞型。普通型多见(约占 70%)预后较佳,B-ALL 和 T-ALL 预后差。极少数为混合型。

(3)细胞遗传学分型:染色体数目改变中全部核型为整倍体预后好,部分整倍体其次,假二倍体、亚二倍体预后差,超二倍体其次。染色体结构改变中特别是 t(9;22),t(4;11)或 t(8;14)预后差。

急性非淋巴细胞白血病(ANLL)亚型:

粒细胞白血病未分化型(M_1)

粒细胞白血病部分分化型(M_2)

颗粒细胞增多的早幼粒细胞白血病(M_3)

粒单核细胞白血病(M_4)

单核细胞白血病(M_5)

红白血病(M_6)

巨核细胞白血病(M_7)

(4)临床分型:临床一般将 ALL 分为标危和高危两大类。1998 年中华医学会儿科学分会"小儿急性淋巴细胞白血病诊疗建议"分型如下:

A.与小儿 ALL 预后确切相关的危险因素

1)<12 个月的婴儿白血病。

2)诊断时已发生中枢神经系统白血病(CNSL)和(或)睾丸白血病者。

3)染色体核型为 t(4;11)或 t(9;22)异常。

4)小于 45 条染色体的低二倍体。

5)诊断时外周血白细胞计数≥$50×10^9$/L。

6)泼尼松诱导试验 60mg/(m^2·d)×7 天,第 8 天外周血白血病细胞≥$1×10^9$/L(1000μL)定为泼尼松不良效应者。

7)标危 ALL 诱导化疗 6 周不能获完全缓解(CR)者。

B.根据上述危险因素,临床分型分为二型:

1)高危 ALL(HR-ALL):具备上述任何一项或多项危险因素者。

2)标危 ALL(SR-ALL):不具备上述任何一项危险因素者,伴有或不伴有 t(12;21)染色体核型和≥50 条染色体的高二倍体 B 系 ALL。

小儿 ANLL 有关预后因素见表 5-1。

表 5-1　小儿 ANLL 有关预后因素

差	佳
初诊白细胞高于 $100×10^9$/L	M_1、M_2 伴 Auer 小体
年龄小于 2 岁	t(8;21)
M_1、M_5、M_6、M_7	inv(16)
-7/染色体,11q23	M_3、M_{4Eo}
合并髓外白血病(CNSL)	Down 氏综合征 ANLL
继发性白血病	早期治疗反应佳,一疗程缓解
获缓解所需时间长(一疗程不缓解)	

注:具预后差因素的 ANLL 为高危 ANLL。

(三)治疗原则及方案

原则:按型选方案,尽可能采用当今公认的最佳方案即强烈、联合、足量、间歇、交替、长期治疗。

程序:依次进行诱导缓解、巩固、髓外白血病预防、早期强化、维持及定期加强治疗。

1.高危 ALL 化疗

（1）诱导缓解治疗（4 周）

1）VDLP 方案：长春新碱（VCR）1.5mg/m²（每次不大于 2mg/m²）静注，d8（第 8 天，下同），d15,d22,d28；柔红霉素（DNR）30mg/m²，用 5％葡萄糖液 100ml 稀释快速静滴（30～40分钟），d8～10，共 3 次，或每周 1 次，共 4 次；门冬酰胺酶（L-ASP）5000～10000U/m²，静滴或肌注（根据不同产品的生物活性和特性选用剂量和施药途径），d9,d11,d13,d15,dl7,d19,d21,d23，共 8 次；泼尼松（Pred）60mg/（m²·d），dl～28（dl～7 为泼尼松试验），1 天量分 3 次口服，d29 起每 2 天减半，1 周内减停。

2）CVDLP 方案：环磷酰胺（CTX）800～1000mg/m²，稀释于 5％葡萄糖液 100ml 中在 1 小时内快速静滴，d8（1 次）；DNR30～40mg/m² 共 2 天（d8-9）；L-ASP 剂量同上，共 10 次，其余同 VDLP 方案。

3）CODP 方案：CTX 800～1000mg/m²，去除 L-ASP 外，VCR、DNR、Pred 剂量和用法同前。

（2）巩固治疗（2～3 周）

以下方案任选其一：

1）CAM 方案；CTX800～1000mg/m²，快速静滴 dl,阿糖胞苷（Ara-C）1g/m²,q12h×6 次，d2～4 或 2g/m²,q12h×4 次，d2～3，静滴（＞3h）；6-巯基嘌呤（6MP）50mg/（m²·d），口服，d1～7。

2）CAT 方案：CTX600～1000mg/m² 静滴，d1,Ara-C75～100mg/（m²·d），分 2 次肌注，d1～4,d8～11,6-TG 或 6-MP 60mg/（m²·d）晚间一次口服，d1～14。

3）依托泊苷（VP16）＋Ara-C：VP16 200～300mg/m² 静滴,然后继续滴注 Ara-C 300mg/m²（＞3h）,dl,d4,d7。

（3）髓外白血病预防性治疗：

1）三联鞘注（IT）：鞘注剂量见表 5-2，于诱导治疗期间每周鞘注一次，巩固及早期强化期间各一次。维持治疗期未进行颅脑放疗者每 8 周鞘注一次，直至停止化疗。

表 5-2　不同年龄三联鞘注药物剂量（mg）

年龄（月）	MTX	Ara-C	Dex
＜12	5	12	2
～23	7.5	15	2
～35	10	25	5
≥36	12.5	30	5

2）大剂量氨甲蝶呤（HD-MTX）：ITX3g/m²，静脉输注＋鞘注＋四氢叶酸钙（CF）。同时用 VP 方案或 6MP，每 10～14 天为一疗程，共三疗程。

3）颅脑放疗：原则上 3 岁以上患儿，凡诊断时 WBC 计数≥100×10⁹/L，有 t（9;22）或 t（4;11)核型异常，诊断时有 CNSL，因种种原因不宜做大剂量氨甲蝶呤治疗者，于 CR 后 6 个月时进行,总剂量18Gy,分15次于3周内完成,或12Gy,分10次,于2周完成,同时每周鞘注1次。放疗后每12周鞘注1次,直至停止化疗。

(4)早期强化治疗:以下方案任选其一:

l)VDLDex:dl～14,休疗1～2周用VP16＋Ara-C。

2)COADex:d1～7,休疗后再用VP16＋Ara-C。

3)vDLP:dl～28,或VDLP2周后用Vm26＋Ara-C2周(Vm26 160mg/m²,Ara-C 200～300mg/m²,每周1～2次)。

(5)维持及加强治疗

维持治疗:

1)6TG(硫鸟嘌呤)或6MP 75mg/(m²·d)晚间睡前顿服,×21天;MTX每次20～30mg/m²,肌注,每周1次,连用3周。接着VDexl周(同前),如此反复摩贯用药,遇强化治疗时暂停。

2)加强治疗:COADex:自维持治疗起,每年第3、第9个月各用1疗程(CTX为600mg/m²,其余剂量和用法同前)。

3)加强强化治疗:维持治疗期间每年第6个月用VDLDex或COADex(用法同早期强化)。每年第12个月用替尼泊苷(Vm26)或VP16＋Ara-Cl疗程(同早期强化方案)。

4)未做颅脑放疗者,维持治疗第2个月进行HD-MITX＋CF治疗,每3个月1次或每6个月2次,共8次。

5)总疗程:自维持治疗算起,女孩3年,男孩3.5年。

2.标危ALL化疗

(1)诱导缓解治疗:方案同高危ALL,但DNR减为2次,30mg/m²,d8、d9。

(2)巩固治疗方案:CAM:CTX800mg/m²,dl,Ara-C 100mg/(m²·d),分2次,皮下或肌注,d1～7;6MP75mg/(m²·d),分2次,(dl～7或Vm26＋Ara-C(方法剂量同前)。

(3)髓外白血病预防:HD-MTX(方法剂量同前),原则上不用颅脑放疗。

(4)维持与加强治疗:6MP＋MTX及VCR＋Dex为主,加强治疗贯穿其中。

第一次加强:诱导缓解后半年,VDLP＋HD-MTX,2次。

第二次加强:第二年起,Vm26＋Ara-C＋HD-MTX,2次。

第三次加强:第二年半起,CODP＋HD-MTX,2次。

第四次加强:第三年起,Vm26＋Ara-C。

维持治疗中鞘注前二年每8周1次,每第三年每12周1次。

3.ANLL化疗

(1)诱导缓解治疗:可任选下列方案之一。

1)DA方案:DNR30～40mg/(m²·d),d1～3静注,Ara-C 150～200mg/(m²·d),分2次,静注或肌注,d1～7。

2)HA方案:H(高三尖极碱)4～6mg/(m²·d),d1～9,静滴,Ara-C同DA方案。

3)DA＋VP16方案:DNR20mg/(m²·d),静注,d1～4,d15～l89 Ara-C 50mg/(m²·d)分2次肌注,d1～4,d15～18,VP160100～150mg/(m²·d),静滴d1～4,d15～18。

一旦获得骨髓缓解后有匹配骨髓供体者可进行异基因骨髓移植。无骨髓供体者继续化疗。

（2）巩固治疗:可任选下列方案之一。

1）原诱导化疗 HA 或 DA 方案,巩固 2～4 疗程。

2）HD-Ara-C＋ L-ASP 方案:Ara-C 1～2g/m^2,q12h,共 8 次,静滴(3h),d1～2,d8～9,第 4 次 Ara-C 后 6 小时给 L-ASP 6000U/m^2,静脉滴注,d2,d9。

3）VP16＋ HD-Ara-C 方案:先给 VP16 100mg/(m^2 · d),d1～3,之后用 HD-Ara-C1～2g/m^2,q12h,共 6 次,d4、5、6。EA 方案:VP16 100mg/(m^2 · d),静滴,d1、2、3;Ara-C100-150mg/(m^2 · d),d1～7。

巩固治疗共 6 个疗程,每疗程 28 天,即 HD-ARA-C 与 DA、HA、VP16＋Ara-C 交替治疗半年。完成巩固治疗后可停药观察,亦可进入下述维持治疗。

（3）维持治疗:选用 COAP、HA、EA、AT(Ara-C＋6TG)中的 3 个方案,定期序贯治疗。第 1 年每 2 个月 1 疗程,第 2 年每 3 个月 1 疗程,至 CCR 达 2～2 年半停药观察。

（4）髓外白血病预防:诱导缓解期每 2 周鞘注 1 次,共 4 次。缓解后巩固治疗中第 2、4、6 疗程各鞘注 1 次,维持治疗期每 3～6 个月 1 次。M4、M5 可加颅脑放疗。

4.M$_3$ 化疗

诱导缓解期用全反式维 A 酸(RA)30～45mg/(m^2 · d),直至完全缓解。白细胞高者可同时用 HA 方案,完全缓解后 RA 与 COAP 方案或 HA、DA 方案交替治疗,或与 ANLL 其他类型化疗方案交替应用,至持续完全缓解 2～2.5 年停药观察。

5.复发病例治疗

换用更强的诱导方案如大剂量化疗方法,换用新药如去甲柔红霉素、米托蒽醌、异环磷酰胺。停药后复发者仍可用原有效方案。骨髓缓解后宜骨髓移植治疗。

6.支持治疗及积极防治感染

（1）化疗前尽可能清除急慢性感染病灶。

（2）加强口腔黏膜、皮肤、肛周等清洁消毒护理,加强保护性隔离。

（3）强烈化疗后粒细胞减低时可用 G-CSF 或 GM-CSF,尽快使粒细胞回升。

（4）SMZco 25mg/(kg · d)预防卡氏肺孢子虫肺炎。

（5）发生感染后早期应用广谱抗生素,待确定病原后,再换相应抗生素治疗。

（6）加强支持疗法,严重贫血、白细胞极低或血小板减少可输新鲜血或成分输血,严重感染为增加机体免疫功能可输注丙种球蛋白。

（7）预防高尿酸血症:诱导化疗期间充分水化及碱化尿液,对于白细胞＞50×10^9/L 者先单用 Pred 或 VP 一周,服用别嘌呤醇 200～300mg/(m^2 · d),共 7 天。

二、慢性粒细胞白血病

临床上并不多见,占小儿白血病的 2％～5％,但其临床表现及血液学检查有一定的特殊性。目前治疗进展缓慢,预后较差。

（一）临床表现

1.幼年型慢粒白血病(JCML)

（1）一般发生于 4 岁以下小儿,1～2 岁多见,男性较多。皮肤损伤,特别是面部皮疹为常见而重要的体征之一。多数脾脏肿大,部分肝脏及淋巴结肿大,伴有发热、贫血、血小板减少。

（2）患儿对化疗反应差,生存期短。

2.成人型慢粒白血病(CML)

（1）一般发生于 4 岁以上,尤以 10～12 岁为主。起病缓慢,早期可无症状,往往是在偶然情况下,或因其他疾病检查血常规而被发现。

（2）脾脏多明显肿大,而肝及淋巴结肿大少见。

（3）按临床病情分慢性期、加速期和急变期。

（二）诊断要点

1.幼年型慢粒白血病

（1）有上述临床表现。

（2）血常规:红细胞、血红蛋白明显减低,血小板减少,白细胞数略增高,分类中可见到各期粒细胞,单核细胞亦可增高,也可见幼红细胞,嗜酸嗜碱粒细胞正常。

（3）骨髓象:各阶段粒细胞明显增生,原始粒细胞可达 10％,红系和巨核细胞减少,粒细胞碱性磷酸酶积分减低。

（4）胎儿血红蛋白增高。

（5）Ph 染色体阴性。6％～24％患儿有 7 号染色体单体。

2.成人型慢粒白血病

（1）有上述临床表现。

（2）血常规:红细胞、血红蛋白在初期减低不明显,急性变时迅速减低。血小板数增高,白细胞计数明显增高,分类中可见到各阶段幼稚粒细胞,嗜酸、嗜碱性粒细胞增多。

（3）骨髓象:粒细胞系极度增生,粒:红可至 10～50:1,各阶段粒细胞均增多,原始加早幼粒细胞增高一般不高于 10％,嗜酸性及嗜碱性粒细胞增多。

（4）粒细胞碱性磷酸酶积分减低。

（5）Ph 染色体阳性。

（三）治疗

1.幼年型慢粒

对 6-MP 早期反应较好,应首先选用,2.5mg/(kg·d),也可选用治疗 ANLL 方案,但缓解率较低。平均存活期 6～9 月。

2.成人型慢粒

可选用下列方案:

（1）白消安(白消安)0.06～0.12mg/(kg·d),分次口服,一般用药 2 周左右白细胞开始下降,当白细胞下降至 15～20×10^9/L,逐渐减量至 1～2mg/d 或每周 2～3 次,使白细胞维持在 5.0×10^9/1～10×10^9/L。一般 3～4 周可获 CR(95％),CR 期 19～48 个月。

（2）羟基脲:20～50mg/(kg·d),分三次口服,当白细胞接近正常时,减量至 15～30mg/(kg·d)维持。4～6 周达 CR。

（3）干扰素(IFN-α):5×10^6/(m^2·d),肌注或皮下,连用 9～15 个月。治疗第一周用半量可减少感冒样症状。当中性粒细胞<0.75/L 或血小板<40×10^9/L 停药。IFN-α 可单用或化疗联用或骨髓移植后应用。可使 1/4 患者 Ph 染色体阳性细胞持久消失。

（4）慢粒急变期按急性白血病化疗方案进行治疗。

（5）有条件可骨髓移植治疗。

三、恶性组织细胞病

本病简称恶组，又称恶性网状细胞病，是全身单核-巨噬细胞系统中组织细胞发生异常增殖的恶性肿瘤性疾病。因受累器官或组织及病变程度不一，故临床表现复杂变化多端，以年长儿发病为多数。

（一）临床表现

1.发热

长期不规则发热为最常见的首发症状，呈弛张或稽留热型，抗生素治疗无效，糖皮质激素对少数病例短暂有效。

2.贫血、出血及合并感染常见

3.肝脾肿大多见

约半数左右出现淋巴结肿大。晚期常出现黄疸（肝细胞性或溶血性）。

4.乏力、消瘦、多汗、进行性衰竭

皮肤反应性红斑或结节。腹痛、腹泻、腹水，可有肠梗阻或穿孔。此外可有中枢和周围神经系统受累表现。皮肤及内脏出血（可为 DIC）常为终末期表现。

（二）诊断要点

1.有上述临床表现

2.血常规

全血细胞进行性减少，涂片中可找到异常组织细胞，常聚集在涂片尾端或边缘，离心浓缩的白细胞层涂片可增加阳性率。

3.骨髓象

多属增生活跃，常可找到各种类型的异常组织细胞。

4.组织活检

骨髓活检标本、受累皮肤组织、淋巴结或肝脏组织可找到上述细胞，且常伴组织结构破坏。

5.鉴别诊断

应除外某些感染性疾病引起的反应性组织细胞增生症，如败血症、伤寒、结核病等。

6.预后

本病病情凶险，预后不良，生存期长短与受累器官多寡、异型组织细胞分化程度及其浸润数量有关，一般半年左右，少许也有存活 3～8 年者。

（三）治疗

应按恶性肿瘤积极治疗，支持疗法同急性白血病。

1.COAP 方案

诱导用药：CTX 12～15mg/kg，静脉注射，d1～5

　　　　　VCR 1.5mg/m²，静脉注射，dl

　　　　　ADI（多柔比星，阿霉素）60mg/m²，静脉注射，d2

　　　　　Pred 100mg/m²，口服，d1～4

维持用药：VCR 1.5mg/m²,静脉注射,d1、8、36

CTX 12～15mg/kg,静脉注射,d1～7

ADM 60mg/m²,静脉注射,d36

CR 可达 60%～90%,缓解期长达 6 个月～6 年,如 COAP 方案无效可用丙卡巴肼 100mg/(m²·d)5 天口服代替方案中多柔比星或改为下列方案。

2.含 VP16(依托泊苷)方案

(1)VP16 50～100mg/(m²·d),静脉注射,5～7 天

Pred 40mg/d,口服 5～7 天,间隔 7～10 天。

适用于骨髓增生低下,白细胞<3.0×10⁹/L。

(2)VP16＋DNR＋Pred 方案

VP16,Pred 剂量用法同上

DNR 40mg/(m²·d),静脉注射,×3 天

适用于骨髓增生活跃,白细胞>3.0×10⁹/L。

四、朗格罕斯细胞组织细胞增生症

朗格罕斯细胞组织细胞增生症(Langerhans cellhistiocytosis, LCH)原名为组织细胞增生症 X,是一组原因未明的异源性反应牲非肿瘤性 Langerhans 细胞(LC)组织细胞增殖性疾病。本病异常增生的组织细胞与 LC 有许多相似之处,其共同特点为对 S-100 蛋白呈阳性反应,在电镜下可见有似网球拍状的 Birbeck 颗粒,属于单核巨噬细胞系统的表皮树突状细胞。目前认为本病是一种继发性细胞免疫功能紊乱现象,可能为抑制性 T 淋巴细胞缺陷所致,在外来抗原作用下(感染),LC 对异常免疫信号发生异常反应而大量增生,可伴单核细胞、嗜酸粒细胞及淋巴细胞浸润。

根据发病年龄、起病缓急和受累器官及其功能损害可分为三种临床类型,即婴儿急性型(勒雪病,Litterer-Siwe disease,LS)、幼儿慢性型和骨嗜酸细胞肉芽肿(eosinophillicgranuloma of bone,EGB)。实际上临床表现相互关联、重叠,可有过渡型,亦可互相转化,尚可有单器官型,如单一肺、肝、淋巴结、皮肤受累及难分性。

(一)婴儿急性型(勒雪病)

此型常见而严重,多见于 1 岁以内的婴儿。

临床表现

(1)皮疹(真皮浅层组织浸润):约 97% 病儿反复成批出现形态特异的皮疹,初为棕黄色或暗红色斑丘疹或结节丘疹,2～3mm 大小,继而呈渗出性(湿疹性或脂溢性)或出血性皮疹,可融合成鳞片状或黄色瘤,溃烂、脓肿、结痂、脱屑伴色素沉着或留皮肤白斑,四肢较少,多见于躯干和颈部。出疹前发热伴肝脾肿大,疹退上述症状亦缓解。

(2)肝、脾、淋巴结肿大:肝呈进行性肿大,偶有黄疸、低蛋白血症、腹水和肝坏死。脾及淋巴结轻度或中度肿大。

(3)肺部:有浸润时,可出现咳嗽、气急等呼吸道症状。

(4)慢性难治性中耳炎:主要为肉芽组织增生及继发感染所致。

(5)其他:进行贫血、不规则发热、骨骼破坏等。

2.诊断要点

(1)有上述临床表现。

(2)皮疹印片、耳脓液或肿物穿刺物涂片检查:用伊红-美蓝法染色,可见胞质淡蓝常伴泡沫的异常细胞(又称泡沫细胞),偶可见异形网状细胞,可以确诊。

(3)病理学检查:LC对S-100蛋白呈阳性反应,有条件进行电镜检查可找到Birbeck颗粒,为确诊的重要依据。

3.治疗

(1)化疗

①急性期治疗

VP方案:VCR 1.5～2mg/m²,每周1次,Pred 40～60mg/(m²·d),联用4～6周为一疗程。必要时加用CTX 75mg/(m²·d),口服1～7天,15～21天,或每次200mg/m²,每周1次,静注。4周为一疗程。

VP16:60mg/(m²·d),静滴,共3天,若不能控制体温宜加用泼尼松口服。

一般上述两法交替使用,直至病情基本控制进入维持治疗;若起病时合并感染,贫血严重或伴有重度以上营养不良时,VP16宜推迟应用。

②维持期治疗:MTX 20mg/m²,每周1次,或6MP 60～75mg/(m²·d),连用2～3周,休息10～14日,每3个月用急性期方案1次。若病情稳定,逐步延长休息时间,疗程1.5～2年。

(2)免疫治疗:增强细胞免疫功能,可应用胸腺素(或胸腺素)每次5mg,隔日1次,肌注,以后每周2次,可连用6个月,或与环孢素A连用。亦可用干扰素α。

(3)全身支持治疗:并积极控制感染。

(二)幼儿慢性型

(韩-薛-柯综合征,又称慢性黄色瘤、慢性网状内皮细胞增生症)典型临床特征为骨质损害、尿崩症、突眼症三联征,多见于2～5岁儿童。

1.临床表现

(1)骨质缺损:颅骨最早受损,以后可累及髂骨、肩胛骨、股骨、肱骨等处。

(2)眼球突出:可为双侧性,但常以一侧较明显。

(3)尿崩症:病变累及垂体、灰白结节及视丘下部时,可表现烦渴、多饮、多尿。

(4)头皮有棕黄色痂皮:偶见黄色瘤,有时其皮疹与婴儿急性型相同。

(5)轻度或中度发热、生长较落后;肝、脾、淋巴结可有程度不等的肿大,有时伴有耳溢。

2.诊断要点

(1)有上述临床表现。

(2)X线检查:颅骨内外板均可受损,以内板为甚,多见于顶骨及额骨连接处,呈"地图状"的骨质缺损,个别病儿可见蝶鞍破坏。

(3)组织活检:骨质缺损处的组织病理检查,可见泡沫细胞,并混有嗜酸粒细胞的肉芽肿组织等病变。

3.治疗

(1)X线局部照射,可改善症状,一般2～3周即见效。治疗后3～4个月可见骨质缺损及眼球突出有所好转。

（2）在年幼的儿童，如病损波及内脏受累，故最好用化疗，方案与婴儿急性型相同。

（3）控制尿崩症症状，如肌注或鼻吸入垂体后叶素及下视丘放疗，可改善症状，但多数患儿需终身依靠加压素治疗。

（三）骨嗜酸性肉芽肿

是一种良性的骨组织内局限性成熟的组织细胞增生伴大量嗜酸粒细胞浸润性疾病。多见于2～7岁和青少年。本病预后良好，绝大多数可治愈，单个病灶可自发缓解。

1.临床表现

（1）单发性骨病灶：仅骨骼受累部位疼痛、肿胀及压痛，椎骨受累出现脊髓压迫症。可发生病理性骨折，多无全身症状。

（2）多发性病灶：常伴发热、厌食、体重减轻等，与韩-薛-柯病相似。偶有肺受累。

2.诊断要点

（1）有上述临床表现。

（2）X线检查可见地图样骨缺损。

（3）受累部位活体检查呈典型嗜酸性肉芽肿改变。

3.治疗

（1）局部EGB似外科手术切除或刮除为主，辅以X线照射。

（2）多发性骨骼病损，年龄在5岁以下宜采用化疗，VP方案，病情稳定后可停用。

（3）甲泼尼龙每次75～750mg，局部注射，适于不宜手术刮除局部病灶者。

五、恶性淋巴瘤

恶性淋巴瘤是一组原发于淋巴结或淋巴组织的恶性肿瘤，多见于4～10岁儿童，病因未明。本病发病率仅次于白血病和脑瘤，是儿童期第3个常见恶性肿瘤。根据病变累及组织的细胞类型、临床特点及预后，恶性淋巴瘤可分为霍奇金淋巴瘤和非霍奇金淋巴瘤两大类。

（一）霍奇金淋巴瘤（hL）

病变同时累及淋巴系统及单核巨噬细胞系统。病理变化的特征是病变中能找到巨大的镜影细胞，称Reed-Sternberg多核巨细胞。根据淋巴细胞、纤维组织及镜影细胞等在病变中存在的不同比例，可分为下列4种类型即淋巴细胞为主型、结节硬化型、混合细胞型和淋巴细胞减少型。后者少见。预后以淋巴细胞为主型最好，而以淋巴细胞减少型最差。

临床分4期，Ⅰ期病变仅局限于单个淋巴结区或单个淋巴结外器官；Ⅱ期横膈同侧2个或2个以上淋巴结区受累，或单个结外脏器加横膈同侧1个或1个以上淋巴结区受累；Ⅲ期横膈两侧淋巴结受累，可伴脾脏受累；Ⅳ期骨髓、肝脏或多个脏器受累。无全身症状（发热、消瘦、盗汗）者为A型，有全身症状为B型。

1.临床表现

（1）浅表淋巴结肿大：多首发于颈后三角区锁骨上区，其次为腋下及腹股沟。单个或多个淋巴结肿大，呈无痛性渐进性增大，质实偏硬，早期无粘连，晚期可粘连成分叶状巨大肿块。

（2）深部淋巴结肿大：纵隔淋巴结受累时，可有吞咽不适、胸痛、咳嗽、呼吸困难等症状；腹腔淋巴结肿大可有腹痛、腹部肿块、肠套叠肠梗阻症状。

(3)肝、脾及其他淋巴组织均可肿大:以脾大为主。

(4)全身症状:多为晚期表现,表现为不规则或周期性发热,不同程度的贫血、乏力、盗汗及消瘦、皮肤瘙痒等症状。

2.诊断要点

(1)有上述临床表现。

(2)淋巴结或受累组织的活体病理检查是诊断的主要依据,有条件单位应做免疫学分型及细胞遗传学检查。

(3)骨髓:淋巴瘤累及骨髓可出现淋巴瘤细胞,若肿瘤细胞≥25%时称淋巴瘤白血病。

(4)胸部 X 线摄片、腹、腰部 B 型超声、CT 或 MRI 检查是发现深部淋巴结肿大的可靠方法。

(5)剖胸或剖腹探查(必要时)。

3.治疗

应根据病理分类和分期选择适当的治疗

(1)Ⅰ~Ⅱ期:可选用 MOPP 方案:氮芥每次 $6mg/m^2$,d1,d8,静注;长春新碱每次 $2mg/m^2$,d1,d8,静注;丙卡巴肼(丙卡马肼)$100mg/(m^2 \cdot d)$,d1~14,口服;泼尼松 $40mg/(m^2 \cdot d)$,d1~14,口服。一疗程为 14 天,随后休息 14 天,再用第 2 疗程,但第 2 疗程略去泼尼松,第 3 疗程再加用,如此交替应用,以减轻长期应用激素引起的不良反应。

若用 $CTX750mg/(m^2 \cdot d)$ 取代氮芥,即为 COPP 方案。多数主张在第 3 疗程后做局部受累区放疗,总量 20~35Gy。亦有主张在第 6 个化疗疗程停药后加用局部放疗。Ⅰ~Ⅱ期共 4~6 个疗程化疗。

(2)Ⅲ~Ⅳ期:应用 MOPP 或 COPP 方案 6~12 疗程。若应用上述方案无效者,可改用 ABVD 方案即阿霉素每次 $25mg/m^2$,d1,d14,静注;博来霉素每次 $10mg/m^2$,d1,d14,静注。长春碱(长春花碱)每次 $6mg/m^2$,d1,d14,静注;达卡巴嗪(氮烯咪胺,DTIC),$375mg/(m^2 \cdot d)$,d1,d15,静注,用后休息 14 天,一疗程为 28 天。为减少抗药性发生,可将 MOPP 或 COPP 方案与 ABVD 方案交替应用,即用 2~3 个疗程 COPP 方案,用 1 个疗程 ABVD 方案。

(二)非霍奇金淋巴瘤(NHL)

系指除 HL 以外具有高度异质性的一组恶性淋巴瘤。儿童期 NHL95%以上为弥散型,几乎均属中、高度恶性的组织学类型。其病理类型基本上属下述三种亚型。①淋巴母细胞型(CD10⁺),多原发于横膈以上的淋巴组织,中枢神经系统和骨髓浸润发生率高。②小无裂细胞型,儿童均起源于 B 细胞,具有成熟 B 细胞特征(SmIg⁺),少数为前 B 细胞(CyIg⁺)。多数原发于腹腔内。③弥漫性大细胞型,为 B、T 及非 T 非 B 细胞,其肿瘤细胞表面有 Ki-l(CD30⁺)表达。临床上较少侵犯骨髓及中枢神经系统,结外浸润多,复发后可存活较长时间。

1.临床表现

多数患儿以无痛性肿物就诊或肿物刺激、压迫、阻塞引起的相应症状就诊。

(1)头颈部原发 NHL:占 30%~40%。原发部位多为颈部,次为咽环(扁桃体、鼻咽部)及鼻腔、牙龈或口颊部,偶见腮腺、眼眶等。

(2)纵隔原发 NHL:男性多见,肿瘤常位于中或前纵隔,发展较快,治疗不及时则常危及生命,亦较常侵犯骨髓和中枢神经系统。

(3)腹腔原发 NHL:约占 30%。常见于腹膜后及肠系膜淋巴结,结外原发则以回盲部多见,亦可发生于胃。

(4)其他部位原发的 NHL:可发生与骨骼、睾丸、卵巢、甲状腺、皮肤及脑组织。

(5)淋巴瘤转化为白血病:发生率为 16%～80%。一般骨髓涂片中淋巴瘤细胞占 25%以上应诊断为淋巴细胞白血病。

2.诊断要点

(1)由上述原发的 NHL 受累的器官和组织所引起的相应症状。

(2)病理学检查:淋巴结穿刺涂片或活检是确诊本病的重要依据。有胸、腹水者找瘤细胞。骨髓穿刺来了解是否有白血病。

(3)胸片、腹腔 B 超,胸、腹部,头颅 CT 或 MRI 检查,骨、肝、脾扫描等检查有助于诊断及分期。

(4)本病需与霍奇金淋巴瘤、结核性胸(腹)膜炎、结核性淋巴结炎、淋巴结非特异性慢性炎症、坏死性增生性淋巴结病、神经母细胞瘤、免疫母细胞淋巴结病、恶性组织细胞增生症、结缔组织病及败血症等鉴别。

3.治疗

(1)淋巴母细胞性 NHL:

1)Ⅰ～Ⅱ期

①诱导期:CHOP 方案,VCR1.5mg/m²(最大 2mg/次)静注,1 次/周,共 6 次。Pred 40mg/(m²·d),共 28 天。ADM 30mg/m²,静注,d1,d22;CTX 750mg/(m²·d),静滴,d1,d22。若原发灶位于头颈部,则在诱导期(d1、d8、d22 各鞘内注药 1 次(剂量及用药与 ALL 鞘内用药相同)。

②巩固治疗:再用 CHOP 方案 1 疗程。但 ADM 只用 1 次,30mg/m²,静注,d1。CTX750mg/m²,(d1;VCR 1.5mg/m²,静注,d1,Pred 40mg/m²,共 5 天。

③维持治疗:6mp 50mg/(m²·d),口服,持续半年,MTX 25mg/(m²·d),每周第 1 天,肌注或口服。每 6 周鞘内用药 1 次(仅用于原发灶在头颈部者)。半年后停药随访。

2)Ⅲ～Ⅳ期:基本按 ALL 方案。

(2)B 细胞性 NHL:以 COMP 方案为主。

1)诱导期:COMP 方案即 CTX 1.2g/m²,静注,d1;VCR 2mg/m²(最大量 2mg/次),静注,d3,d10,d17,d24;MTX500mg/m²(1/3 静注;2/3 静滴 4 小时),(d12;Pred 60mg/(m²·d)或 Dex 6mg/(m²·d),分次口服,共 37 天。三联鞘注 d5、d31、d34 各 1 次。

2)维持治疗:Pred(或 Dex)剂量同上,连服 5 天;VCR1.5mg/m²,静注 d1,d4 各 1 次;CTX 1.0g/m²,d1;MTX 500mg/m²,静滴(1/3 静注,2/3 静滴 4 小时),d15,三联鞘注,d1。每 28 天重复 1 疗程,总疗程Ⅰ～Ⅱ期为 8～9 个月,Ⅲ～Ⅳ期为 18 个月～2 年。

3)亦可按 ICP-842 方案(NC1 多中心协作方案)

方案 A:CTX 800mg/m²,静脉,d1,以后 200mg/(m²·d),d2～5。

ADM 30mg/(m²·d),静注,d1,d2。

Ara-C 500mg/m²,q12h,静滴 2 次,d1,以后每次递增 500mg/m²,

直至每次 2g/m² 为止。三联鞘注 dl,d5。

方案 B:IFO(异环磷酰胺)1.5g/(m²·d),d1-5。每日同用美司钠(mesna)3 次,剂量为
　　　　IFO 的 20%～30%。

　　　　VP16 或 VI26:100～150mg/(m²·d),静注,d1～3。

　　　　MTX 20～30mg/(m²·d),静注,d1～3。

两方案交替应用,每疗程休疗 2 周左右,待白细胞≥3×10⁹/L,即可开始下一疗程。

Ⅰ～Ⅱ期"A、B、A、B"四个疗程。

Ⅲ～Ⅳ期"A、B、A、B、A、B、A、B"8 个疗程,即可考虑停药。

4)肿瘤负荷大者(表现为巨大肿块、肝脾大、外周血白细胞＞50×10⁹/L 者)在治疗初期宜
先用 COP 方案 1 周[CTX750mg/m²,VCR l.5mg/m²d1,Dex 6mg/(m²·d)或 Pred 40mg/
(m²·d),共 7 天],待瘤细胞负荷减少后,再正规化疗。在化疗开始阶段,充分水化及碱化尿
液,亦可口服别嘌呤醇 10mg/(kg·d),连用 1 个月,以预防肿瘤细胞溶解综合征。

(3)复发性和难治性 NHL:有条件者可行大剂量化疗后自体骨髓或外周血造血干细胞移
植治疗。

(4)放疗与手术:仅作为辅助治疗手段,适于下列情况。

1)手术切除:①胸、腹腔内可获手术全切除肿瘤病灶的小无裂细胞淋巴瘤;②胃肠道原发
肿瘤引起梗阻、出血。

2)放射治疗:中枢神经系统或睾丸受累。

六、骨髓增生异常综合征

骨髓增生异常综合征(myelodysplastic syndrome,MDS)是一组起源于骨髓系定向肝细胞
或多能干细胞的异质性克隆性疾患。主要特征是无效病态造血和高危演变为急性白血病,其
中主要为 ANLL,少数为 ALL。小儿较少见。病因未明。

(一)临床表现

(1)贫血为主要症状,半数有不同程度出血(血小板数可正常)及(或)发热,或仅有出血、发
热而无贫血表现。

(2)轻～中度肝及(或)脾肿大(占 3/4),少数有淋巴结肿大或骨痛等。

(3)小儿 MDS 病程进展快,表现疾病的恶性程度较高,骨髓衰竭持续存在时常出现严重
的感染和出血。

(二)诊断要点

(1)有上述临床表现。

(2)外周血任一系或任二系或全血细胞减少,偶可白细胞增多,可见有核红细胞或巨大红
细胞或其他病态造血现象(见表 5-3)。

(3)骨髓有三系或两系或任一系血细胞呈病态造血。

(4)除外其他有病态造血表现的疾病,如红白血病,m²b 型 ANLL、溶血性贫血、慢粒白血
病、原发性血小板增多症、骨髓纤维化、M7 型 ANLL、先天性红细胞生成异常性贫血及其他恶
性肿瘤。全血细胞减少需除外急、慢性再障贫血;幼红细胞有巨幼变时需除外巨幼细胞贫血;
巨核细胞增多需除外特发性血小板减少性紫癜。

表 5-3　病态造血的特征

	外周血	骨髓	最有诊断意义的特征性改变
红细胞系	出现有核红细胞\巨大红细胞（直径大于同一涂片常见红细胞直径 2 倍以上）、点彩、多染、浅染等其他形态异常	红系过多（＞60%）或过少（＜5%）；核分叶或多核或核碎裂、核浓缩，核芽样突起；巨幼样变，核浆发育不平衡。胞质空泡。环形铁粒幼细胞	奇数核及巨大红细胞
粒-单核细胞系	幼稚细胞增多或成熟粒细胞有与骨髓相同的改变	原始细胞增多或幼单细胞增多；粒系细胞颗粒过多\过少或无；中晚幼粒可见双核；成熟粒胞质嗜碱。核分叶过多或过少。Pelger-Huet 样异常，核浆发育不平衡。骨髓或组织检查可发现原始细胞分布异常（ALIP）	双核粒细胞
巨核细胞系	见巨大血小板	可见淋巴样小巨核细胞、单圆核小巨核细胞、多圆核巨核细胞及大单圆核巨核细胞、原始核及巨核细胞减少	淋巴样小巨核细胞

（5）有条件单位可作细胞遗传学检查和祖细胞体外培养，以助鉴别。

MDS 分型：MDS 分为 5 个类型，即难治性贫血（RA）、环形铁粒幼细胞性难治性贫血（RAS）、难治性贫血伴原始细胞增多（RAEB）、难治性贫血伴原始细胞增多转变型（RAEB-T）及慢性粒-单核细胞白血病（CMIL）。

（三）治疗

一般应遵循按阶段施治的原则。如 RA 和 RAS 主要问题是贫血，多采用以调节和刺激造血的药物为主，类似再障贫血的治疗。RAEB、RAEB-T 或 CMML 可选用诱导分化、化疗或骨髓移植。

1.刺激造血

（1）司坦唑醇 0.1～0.3mg/(kg·d)，分服。疗程 3～12 月。

（2）大剂量甲泼尼龙 30mg/(kg·d)×3 天。

（3）集落刺激因子 GM-CSF 或 G-CSF。

（4）重组白介素 3(thIL-3)和重组人类红细胞生成素。

2.诱导分化

（1）顺式或全反式维 A 酸 20～40mg/(m²·d)，口服，疗程 6～12 周以上。

（2）靛玉红 50～100mg/(m²·d)，分服，疗程 3 个月以上。

（3）三尖极碱 0.3～0.5mg/(m²·d)，每日或隔日 1 次，10～15 次 1 疗程。

（4）1,25(OH)₂D₃ 及其衍生物 2mg/d，疗程 4～20 周。

（5）联合用药：①维 A 酸 100mg/(m²·d)＋6 TG,12.5～25mg/(m²·d)，2～8 周；②维 A 酸＋VCR 2～8 周；③三尖极碱＋左旋咪唑＋α 干扰素＋维生素 D3＋泼尼松，14 天为 1 疗程，休疗 10～14 天。

3.化疗

(1)小剂量 Ara-C 10～20mg/(m² · d),3 周 1 疗程。

(2)蒽环类药:①阿柔比星 3～14mg/(m² · d),连用 7～14 天为 1 疗程,共 2 疗程;②去甲氧柔红霉素 5mg/(m² · d),1～3d 或 1～6d 为一疗程。

(3)VP16 100mg(m² · d)×5 天,后改为 50mg/(m² · d),每周 2 次;或 25mg/m²,连用 12～21 天,间歇 2～3 周。

(4)联合化疗:采用 DA 或 DAT 方案。

4.骨髓移植

异基因造血干细胞移植为治疗 MDS 的最有效途径,对小儿 RAEB 尤好。

5.其他

环孢素 A 适于低增生 MDS。

七、神经母细胞瘤

神经母细胞瘤是一种起源于交感神经节或肾上腺髓质的未分化的交感神经细胞的恶性肿瘤。其发病率仅次于白血病、脑瘤、淋巴瘤,占儿童恶性肿瘤第四位。多见于 5 岁以下小儿。本病具有高度恶性,原发部位广泛、隐蔽、早转移,早期诊断相对困难。此瘤另一特点是有可能自然消散或转化为良性肿瘤,特别是 1 岁以下婴儿。

(一)临床表现

1.全身性表现

多有不规则发热、苍白、食欲差、消瘦、乏力及易激惹等;可见多汗、心悸、脉速等,有时可有高血压。

2.原发病灶表现

好发于腹腔,尤以肾上腺髓质多见,其次为纵隔后、颈部和盆腔。早期常无明显症状,随肿瘤发展可出现压迫、侵犯症状,如腹痛、咳嗽、呼吸困难、便秘、尿潴留、软瘫等。

3.转移病灶表现

常见有肝、骨、骨髓、淋巴结、眼眶、皮肤等转移,引起四肢骨痛、关节痛、突眼等症状。骨髓转移较早,初诊时约半数其临床表现似白血病。肝转移多见于 1 岁以内婴儿,可有黄疸。皮肤转移多发生于新生儿和婴儿期患儿,常为坚硬、活动性结节,初为红蓝色,压之可转苍白。

(二)诊断要点

1.由上述临床表现。

2.血常规

严重贫血、血小板减少应疑为骨髓转移。出现幼粒、幼红细胞,系骨髓受肿瘤侵犯的征象。

3.骨髓涂片

可找到转移的肿瘤细胞聚集呈假玫瑰花瓣或菊花状。

4.尿中 VMA(香草扁桃酸)及 HVA(高香草酸)增高。

5.X 线检查

肾上腺髓质部肿瘤,腹部平片可见钙化影,静脉肾盂造影示肾脏向下向外移位;胸及骶部肿瘤,可分别在纵隔及下腹见圆形阴影,与脊柱内肿瘤阴影相连可呈哑铃状。疑及转移时宜作颅骨、长骨、盆骨摄片。

6.腹部 B 型超声波及 CT 或 MRI 检查

可作为肿瘤定位诊断方法。

7.淋巴结或手术切除病灶

作病理学检查。

（三）治疗

1.根据分期给予治疗。

Ⅰ期:肿瘤限于原发脏器或组织。若能完全切除者,则无须进一步治疗;若不能完全切除者,则局部再加用放疗。

Ⅱ期:肿瘤扩散但未超过中线,同侧淋巴结转移。若可切除肿瘤及淋巴结,术后 VMA 排出量正常者,无须进一步治疗,增高者需加用化疗。肿瘤及淋巴结不能切除或不能完全切除者,先用放疗,随后再用化疗。

Ⅲ期:肿瘤转移超过中线,有双侧淋巴结转移。先用局部放疗,随后再用化疗。

Ⅳ期:肿瘤远处转移到骨骼、器官、软组织或远处淋巴结。化疗是唯一可行的治疗方法,若能消除原发肿瘤,则对残存肿瘤作放疗,常能达到缓解。

Ⅳ～S 期:属 Ⅰ期或 Ⅱ期,但有以下 1 个或多个部位受累如肝、皮肤或骨髓。年龄多<6 个月,自愈率高。完整切除肿瘤后再化疗 6～12 个月。CTX50～75mg/m^2,每 2～3 周 1 次;VCR 1.0mg/m^2,每周 1 次,每 3～4 周为一疗程。肝脏受累,化疗 3～6 个月,效果不佳可加用肝放疗。

2.化疗

(1)诱导方案:PECA 方案:DDP(顺铂)90mg/m^2,加 0.9%氯化钠静滴,dl;VP16(或Vm^{2}6)100mg/m^2,静滴,d3;CTX 150mg、(m^2·d),d7～13;ADI30mg/m^2,d14。每 3～4 周重复疗程。亦可应用 OPEC 方案:VCR 1.5mg/m^2,静注,dl,CTX650mg/m^2,静注,dl;DDP 60mg/m^2 加入 3%氯化钠溶液 500ml(用 10%氯化钠 100ml 加 0.9%氯化钠 400ml 配制)静滴,d2;VP16,160mg/m^2,d4。每 3 周一疗程。Ⅲ～Ⅳ期亦可采用 OCAFA 方案;VCR 0.05mg/kg,静注,d1,d2;CTX20～80mg/(kg·d),静注,dl,d2;ADM 15mg/m^2,静注,dl,d2;Fu(氟尿嘧啶)10mg/(kg·d),静滴,d3,d8,d9;Ara-C 3mg/(kg·d),静滴,每 3～4 周为一疗程。

(2)维持治疗:CTX.ADM 或 CTX.VCR 和 DDP、VP16(或 M^{2}6),两组药物交替应用。每 4～6 周至 6～8 周逐渐延长,直至病情缓解后 12～18 个月。

应用 DDP 时应注意、水化和利尿至用药后 1～3 日,适当补充 Na$^+$、K$^+$、Cl$^-$ 和 Mg^{2+},维持水和电解质平衡。

3.造血干细胞移植

适应证为Ⅲ或Ⅳ期患者。

4.其他

化疗后或骨髓移植后用全反式维 A 酸 30～60mg/(m^2·d),3～6 个月或神经节糖苷(GD$_2$)单抗。

第四节　儿科临床输血

现代临床输血进展很大，输血不仅仅是一个治疗措施，它已融入了遗传学、免疫学、生理生化学等知识，形成了一门新兴的"学科"。许多临床输血观念现在已发生了根本性的转变如：①血液不是"补品"，输血（特别是全血）都有一定风险（如可能使受者免疫力下降）；②提倡严格掌握输血指征，可输可不输的坚决不输，必须输血者应根据受血者的实际需要尽量地输给成分血或"血代"；③现代成分血纯度越高输注效果越好，这样可减少输血导致的免疫紊乱和其他风险；④血不是越新鲜越好，输当天的鲜血风险更大，采血后 3～5 天的血均可视为鲜血；⑤提倡自身输血。

随着血液分离技术的进步，高纯度、高浓度、高质量的血液成分不断推向临床；随着临床医生对成分输血的认识日渐加深，成分输血占输血的比例迅猛上升，很多国家（地区）已达 95%～98%。

一、全 血 输 注

全血不全，常规量输全血只能提高红细胞数（血红蛋白浓度），不能有效地提高白细胞、血小板和白蛋白、球蛋白、纤维蛋白原等成分。输全血风险比输成分血更大，因此全血输注现在临床很少应用。

（一）全血输注指征

仅在大量失血、体外循环和换血时采用。在以上情况下也要部分输注红细胞悬液、白蛋白、血浆代用品等。

（二）全血输注剂量

按常规量进行输注。

二、红细胞输注

为纠正贫血者应输红细胞，不应输全血。由于减少了血浆、白细胞、血小板等的输入，使输血传染病和输血的其他副作用明显减少。

常用的红细胞剂

1.红细胞悬液

是最常用的红细胞成分，含血红蛋白约 150g/L，保存期同全血，应用方便。

2.浓缩红细胞

含血红蛋白约为 220g/L，适用于心、肺功能不全，特别是贫血性心力衰竭的患者。

3.洗涤红细胞

用生理盐水反复洗涤 4～6 次，以去除抗体、补体、杂蛋白等有害成分，但同时也损失了部分红细胞，影响疗效，且增加了费用。主要用于严重免疫性溶血，尿毒症等。

4.少白细胞的红细胞

用离心法去除白膜层,效果差,用过滤法去除白细胞可达99.99％以上,可降低非溶血性发热反应的发生,去除白细胞更彻底者,可大大降低同种免疫的发生和输血传染病毒的可能性。

5.照射红细胞

主要用于免疫功能低下患者(如器官移植者)以减少输血所致移植物抗宿主病(GVHD)。

6.重组血

洗涤O型红细胞加AB型血浆,主要用于严重ABO新生儿溶血症的换血治疗。

7.冰陈、融化、去甘油红细胞

保存期可长达8年。

8.年轻红细胞

经离心分离去除相对老的成熟红细胞,适于慢性溶血患者,可使其输血间歇延长。

(一)红细胞输注的指征

红细胞输注的指征应根据贫血的病因,发生贫血的速度和贫血的程度,再结合贫血病人的临床症状综合分析决定,不应只根据血红蛋白单项决定,可参考以下三条。

(1)贫血病因能去除,贫血发生速度较慢,病人已有一定程度的耐受和适应,且贫血临床症状不明显者,应尽快去除病因,进行膳食指导,适当药物治疗,可不输血。如钩虫贫血主要进行有效驱虫,营养性缺铁或叶酸、维生素 B_{12} 缺乏的贫血,主要应合理补充相应的营养素。

(2)对病因不能去除的慢性贫血,如地中海贫血,慢性再生障碍性贫血等,除给适当的药物治疗外,应根据贫血病人的临床症状,以不影响重要器官的功能和儿童的生长发育为原则,一般以维持血红蛋白60～90g/L为宜。

(3)若发生贫血速度很快,1、2天甚至数小时内血红蛋白成倍下降,由于病人未能适应和耐受,临床症状常常很重,甚至出现心力衰竭,病人极度烦躁不安等,需要急症快速输注(或推注)浓缩红细胞,可同时注射快速利尿剂(如呋塞米),以减低血容量。或用浓缩红细胞进行"换血"治疗,以更快减低血容量,更好更快的提高血红蛋白,如重症、急性溶血(免疫性和非免疫性)等。

(二)红细胞输注的剂量

输注量应根据每个病人的情况,以改善或消除贫血所致的临床症状为主要目的。输注速度主要根据贫血发生的速度和心肺功能情况,发生贫血速度慢或心肺功能差者,输注速度应慢,甚至将总量分小量多次输入,相反输注速度应快,甚至进行换血。

用浓缩红细胞(假定其血红蛋白为22g/dl)"换血"可在一小时内纠正贫血,其需要量可参照以下公式计算:

$$浓缩红细胞需要量(ml)=\frac{公斤(体重)\times75ml\times预期\ Hb(克)}{22g/dl\text{-}HbW(克)}$$

$$HbW=\frac{初测\ Hb+预期\ Hb(克)}{2}$$

三、血小板输注

血小板是一个很常用的血液成分。传统浓缩血小板制剂是采用离心分离法制备的,每 400ml 全血分离的血小板数约为 0.55×10^{11},一个病人治疗所需的血小板输注量往往需要多个供者的血小板才能满足,可能使受血者发生很多复杂的免疫问题。

现在,有条件的地区多采用血液成分单采机制备血小板,这样一次可从一个供血者采得血小板 $(2.5 \sim 6) \times 10^{11}$ 个。这种机采是密闭式进行的,所制备的血小板被污染的机会少,纯度高,质量更可靠。

(一)血小板输注的指征

掌握好血小板输注指征,注意"个体化原则"。

治疗性输注血小板的指征是:①外周血小板计数 $< 20 \times 10^9/L$ 时;②临床表现有严重出血,特别是有颅内出血可能者。输注血小板的目的是要临床止血,所以具有以上二条者是输注血小板的适应指征。

(二)血小板输注的剂量

关于血小板输注的剂量问题,目前意见尚不统一,但一般认为每次输注剂量应足,方能获得好的临床效果。小儿以 0.1～0.2 袋/公斤体重计算。当病人有肝脾肿大、发热、感染、DIC 等血小板破坏增加的情况存在时,应适当增加每次输注血小板的剂量。每 2～3 天输一次,直至临床出血停止。有时需要提高血小板 $(40 \sim 60) \times 10^9/L$ 方能达到止血目的。可按以下公式计算出预期血小板增加数:

$$预期血小板增加数(个/\mu l) = \frac{输入血小板个数 \times 0.67 \times 10^3}{血容量(公斤体重 \times 75)}$$

输入血小板后实际提高血小板数常常低于理论计算数,甚至有时输注后血小板数无明显增加,但有时临床止血有效,这种情况可能与血小板在血管内皮重排有关。

四、粒细胞的输注

白细胞是许多感染性病原体的寄生和繁殖地,输白细胞传染病的风险较大,而且白细胞 HLA 抗原系统复杂,粒细胞输注可使受者发生潜在的免疫紊乱,而且疗效尚难肯定,因此粒细胞输注现在临床少用。

粒细胞制剂一般以从 400ml 全血体外分离得到的约 1×10^9 个粒细胞为一个单位。

(一)粒细胞输注指征

一般以中性粒细胞 $< 0.5 \times 10^9/L$,且伴严重感染,经强有力抗生素治疗 24～时无效者,有可考虑进行粒细胞输注。

(二)粒细胞输注剂量

有关粒细胞的输注剂量尚未统一,有推荐每次 $(1.1 \sim 3.5) \times 10^{10}/m^2$,每天 1～2 次,连续 4～7 天。

五、血浆输注

血浆可通过体外人工全血离心分离法或机采法获得。用于临床的血浆制品主要有:新鲜冰冻血浆、普通冰冻血浆和新鲜液体血浆。

输血浆有不少副作用和传染疾病的风险,目前已能从血浆中分离出的白蛋白、球蛋白、凝血因子Ⅷ、Ⅸ等多种血浆制品中,其有效成分浓度高、疗效更好,且都经严格灭活处理,安全性更高,所以现在临床上已不用单纯血浆输注进行扩容、提高血浆蛋白成分等。

(一)血浆输注的指征

现在主张血浆输注仅用于当前市售浓缩凝血因子制剂中尚未包含的凝血因子缺乏所致病人出血的止血。

(二)血浆输注的剂量

血浆输注剂量以达到止血目的为限,一般为每公斤体重 10～20ml。

六、白蛋白的临床应用

目前商品白蛋白制剂是由经乙肝疫苗免疫后的健康人血浆,用低温乙醇法提取,再经 60℃、10 小时加热进行病毒灭活处理等工艺制备而得。该制剂临床应用较安全,输注后不良反应发生率较血浆输注低得多,用于"扩容"效果较好。随着现代输血理论和技术的发展,白蛋白制剂正成为一种临床用量很大的蛋白制剂。

(一)白蛋白临床输注的指征

1.抗休克治疗

白蛋白制剂静脉输入后,对治疗急性创伤性休克等效果显著。

2.烧伤

大面积烧伤 24 小时后,毛细血管功能才基本恢复,此时方可开始进行白蛋白输注。一般以选用 20％或 25％白蛋白制剂为宜,使人血白蛋白含量升至(25±5)g/L 即可。

3.成人呼吸窘迫综合征

可输入 20％或 25％的白蛋白制剂,提高患者血浆中白蛋白的水平,以改善其临床症状。

4.体外循环手术

可在体外循环泵灌注过程中使用白蛋白溶液及晶体盐溶液。

5.急性肝功能衰竭伴肝昏迷

输注白蛋白可维持血浆渗透压并吸收血浆中过量的胆色素。

6.血液置换治疗

可用白蛋白溶液与红细胞混合输入,以换出患者的全血。

7.低白蛋白血症

患者腹水影响心血管功能时,可输白蛋白改善其症状。

8.肾透析

用适量的白蛋白可防止休克和低血压。

(二)白蛋白临床输注剂量

关于白蛋白输注剂量,原则上是以使患者血中白蛋白含量接近正常为宜,一般每次输注剂量为 1g/kg 体重,也可按下列公式进行计算:

所需白蛋白量(g)＝[期望达到的白蛋白水平(g/L)-现有血浆白蛋白水平(g/L)]×血浆容量×2

七、静脉注射人血免疫球蛋白(IVIG)的临床应用

目前用于临床的商品 Ig 均由正常人血浆分离制备而得,其具有广谱抗体特性,但治疗机制尚未完全清楚。

今后发展针对某些常见病原体(如乙肝病毒、CMV 等)的高效 IVIG 产品更有意义。

(一)IVIG 的临床应用指征

IVIG 的临床应用范围正呈不断上升的势头,较为公认的适应证包括:①原发性免疫缺陷症;②继发性免疫缺陷症;③儿童艾滋病;④同种异体骨髓移植;⑤川崎病;⑥Guillain-Barre 综合征;⑦免疫性血小板减少性紫癜(ITP)。

可能的适应证:重症肌无力、皮肌炎、系统性红斑狼疮(SLE)、全身性脉管炎等;自身免疫性中性粒细胞减少症、自身免疫性溶血性贫血等多种自身免疫紊乱所致的疾病;白血病、肿瘤、重型再障、纯红再障等;难治性癫痫、孤独症、儿童强迫症、抽动症等;腺病毒、肝炎病毒、狂犬病毒、EB 病毒等多种病毒感染所致的疾病等。

(二)IVIG 的临床应用剂量

IVlG 静滴给药后利用率很高,依据预防或治疗等不同的临床应用目的,针对不同的病种,IVIG 的临床应用剂量变化范围较大。一般每次可用 200～1000mg/kg。

第六章　儿科传染性疾病

第一节　手足口病

一、概述

手足口病(Hand-foot-mouth disease,HFMD)主要由柯萨奇 A16 及肠道病毒 EV71 型引起的儿童常见传染病。本病传染性强、传播途径复杂、传播速度快,在短时间内可造成较大范围的流行。临床以发热、手、足、口腔等部位的皮疹或疱疹为主要特征。大多数患者症状轻微。少数可出现神经系统、神经源性肺水肿、循环衰竭等严重并发症,危及生命。好发年龄为学龄前儿童,尤其是 3 岁以下。一年四季均可发病,以夏秋季多见。人对肠道病毒普遍易感,感染后均可获得特异性免疫力,持续时间尚不明确。病毒的各型间无交叉免疫。

二、临床表现

潜伏期:多为 2～10 天,平均 3～5 天。

1.普通病例表现(第一期,手足口出疹期)

(1)急性起病。

(2)发热,口腔黏膜出现散在疱疹,手、足和臀部出现斑丘疹、疱疹,疱疹周围可有炎性红晕,疱内液体较少。(部分病例皮疹表现不典型,如:单一部位或仅表现为斑丘疹)。

(3)可伴有咳嗽、流涕、食欲不振等症状。部分病例仅表现为皮疹或疱疹性咽峡炎。多在一周内痊愈,预后良好。

2.重症病例表现

少数病例(尤其是小于 3 岁者)病情进展迅速,在发病 1～5 天左右出现脑膜炎、脑炎(以脑干脑炎最为凶险)、脑脊髓炎、肺水肿、循环障碍等,极少数病例病情危重,可致死亡,存活病例可留有后遗症。

(1)重症(第二期,神经系统受累期):发热＋皮疹＋脑炎表现(精神差、嗜睡、易惊、头痛、呕吐、谵妄甚至昏迷;肢体抖动,肌阵挛、眼球震颤、共济失调、眼球运动障碍;无力或急性弛缓性麻痹;惊厥。查体可见脑膜刺激征,腱反射减弱或消失,巴氏征等病理征阳性)。无呼吸循环衰竭,无脑疝,无瘫痪表现。

(2)危重症(心肺功能衰竭前期、心肺功能衰竭期;第三期及第四期):在重症基础上出现:

1)神经系统表现:谵妄甚至昏迷。

2)呼吸系统表现:呼吸浅促、呼吸困难或节律改变,口唇发绀,咳嗽,咳白色、粉红色或血性泡沫样痰液;肺部可闻及湿啰音或痰鸣音。

3)循环系统表现:面色苍灰、皮肤花纹、四肢发凉,指(趾)发绀;出冷汗;毛细血管再充盈时间延长。心率增快或减慢,脉搏浅速或减弱甚至消失;血压升高或下降。

三、实验室检查

1.血常规

白细胞计数正常或降低,病情危重者白细胞计数可明显升高。

2.血生化检查

部分病例可有轻度谷丙转氨酶(ALT)、谷草转氨酶(AST)、肌酸激酶同工酶(CK-MB)升高,病情危重者可有肌钙蛋白(cTnI)、血糖升高。C反应蛋白(CRP)一般不升高。乳酸水平升高;

3.血气分析

呼吸系统受累时可有动脉血氧分压降低、血氧饱和度下降,二氧化碳分压升高,酸中毒。

4.脑脊液检查

神经系统受累时可表现为:外观清亮,压力增高,白细胞计数增多,多以单核细胞为主,蛋白正常或轻度增多,糖和氯化物正常。

5.病原学检查

CoxA16、EV71等肠道病毒特异性核酸阳性或分离到肠道病毒。咽、气道分泌物、疱疹液、粪便阳性率较高。

6.血清学检查

急性期与恢复期血清CoxA16、EV71等肠道病毒中和抗体有4倍以上的升高。

四、物理学检查

1.胸X线检查

重症或危重症可表现为双肺纹理增多,网格状、斑片状阴影,部分病例以单侧为著。

2.磁共振

神经系统受累者可有异常改变,以脑干、脊髓灰质损害为主。

3.脑电图

可表现为弥漫性慢波,少数可出现棘(尖)慢波。

4.心电图

无特异性改变。少数病例可见窦性心动过速或过缓,Q-T间期延长,ST-T改变。

五、诊断标准

1.临床诊断病例

(1)在流行季节发病,常见于学龄前儿童,婴幼儿多见。

(2)发热伴手、足、口、臀部皮疹,部分病例可无发热。

(3)极少数重症病例皮疹不典型,临床诊断困难,需结合病原学或血清学检查做出诊断。无皮疹病例,临床不宜诊断为手足口病。

2.确诊病例

临床诊断病例+肠道病毒(CoxA16、EV71等)特异性核酸检测阳性。

3.临床分类

(1)普通病例:手、足、口、臀部皮疹,伴或不伴发热。

(2)重症病例:

1)重型:出现神经系统受累表现。如:精神差、嗜睡、易惊、谵妄;头痛、呕吐;肢体抖动,肌阵挛、眼球震颤、共济失调、眼球运动障碍;无力或急性弛缓性麻痹;惊厥。体征可见脑膜刺激征,腱反射减弱或消失。

2)危重型:出现下列情况之一者:①频繁抽搐、昏迷、脑疝;②呼吸困难、发绀、血性泡沫痰、肺部啰音等;③休克等循环功能不全表现。

六、鉴别诊断

1.其他儿童发疹性疾病

手足口病普通病例需要与丘疹性荨麻疹、水痘、不典型麻疹、幼儿急疹、带状疱疹以及风疹等鉴别。可根据流行病学特点、皮疹形态、部位、出疹时间、有无淋巴结肿大以及伴随症状等进行鉴别,以皮疹形态及部位最为重要。最终可依据病原学和血清学检测进行鉴别。

2.其他病毒所致脑炎或脑膜炎

由其他病毒引起的脑炎或脑膜炎如单纯疱疹病毒、巨细胞病毒(CMV)、EB病毒、呼吸道病毒等,临床表现与手足口病合并中枢神经系统损害的重症病例表现相似,对皮疹不典型者,应根据流行病学史尽快留取标本进行肠道病毒,尤其是EV71的病毒学检查,结合病原学或血清学检查做出诊断。

3.脊髓灰质炎

重症手足口病合并急性弛缓性瘫痪(AFP)时需与脊髓灰质炎鉴别。后者主要表现为双峰热,病程第2周退热前或退热过程中出现弛缓性瘫痪,病情多在热退后到达顶点,无皮疹。

4.肺炎

重症手足口病可发生神经源性肺水肿,应与肺炎鉴别。肺炎主要表现为发热、咳嗽、呼吸急促等呼吸道症状,一般无皮疹,无粉红色或血性泡沫痰;胸片加重或减轻均呈逐渐演变,可见肺实变病灶、肺不张及胸腔积液等。

5.暴发性心肌炎

以循环障碍为主要表现的重症手足口病病例需与暴发性心肌炎鉴别。暴发性心肌炎无皮疹,有严重心律失常、心源性休克、阿斯综合征发作表现;心肌酶谱多有明显升高;胸片或心脏彩超提示心脏扩大,心功能异常恢复较慢。最终可依据病原学和血清学检测进行鉴别。

七、重症病例早期识别

EV71感染重症病例诊疗关键在于及时准确的甄别确认第二期、第三期。下列指标提示可能发展为重症病例危重型:

1.持续高热

体温(腋温)大于39℃,常规退热效果不佳。

2.神经系统表现

出现精神萎靡、呕吐、易惊、肢体抖动、无力、站立或坐立不稳等,极个别病例出现食欲亢进。

3.呼吸异常

呼吸增快、减慢或节律不整。若安静状态下呼吸频率超过 30～40 次/分(按年龄),需警惕神经源性肺水肿。

4.循环功能障碍

出冷汗、四肢发凉、皮肤花纹、心率增快(＞140～150 次/分,按年龄)、血压升高、毛细血管再充盈时间延长($β_2$ 秒)。

5.外周血白细胞计数明显增高

外周血白细胞计数超过 $15×10^9/L$,除外其他感染因素。

6.血糖升高

出现应激性高血糖,血糖大于 8.3mmol/L。

可疑神经系统受累的病例应及早进行脑脊液检查。EV71 感染重症病例甄别的关键是密切观察患儿的精神状态,有无肢体抖动、易惊、皮肤温度及呼吸、心率、血压等,并及时记录。

八、处置流程

门诊医师在接诊中要仔细询问病史,着重询问周边有无类似病例以及接触史、治疗经过;体检时注意皮疹、生命体征、神经系统及肺部体征。

(1)临床诊断病例和确诊病例按照《传染病防治法》中丙类传染病要求进行报告。

(2)普通病例可门诊治疗,并告知患者及家属在病情变化时随诊。

3 岁以下患儿,持续发热、精神差、呕吐,病程在 5 天以内应密切观察病情变化,尤其是心、肺、脑等重要脏器功能,根据病情给予针对性的治疗。

(3)重症病例应住院治疗。危重病例及时收入重症医学科(ICU)救治。

九、治疗

1.普通病例

(1)一般治疗:注意隔离,避免交叉感染。适当休息,清淡饮食,做好口腔和皮肤护理。

(2)对症治疗:发热等症状采用中西医结合治疗。

2.重症病例

(1)控制颅内高压:限制入量,积极给予甘露醇降颅压治疗,每次 0.5～1.0g/kg,每 4～8 小时一次,20～30 分钟快速静脉注射。根据病情调整给药间隔时间及剂量。必要时加用呋塞米。

(2)酌情应用糖皮质激素治疗,参考剂量:甲基泼尼松龙 1mg～2mg/kg·d;氢化可的松 3mg～5mg/kg·d;地塞米松 0.2mg～0.5mg/kg·d,病情稳定后,尽早减量或停用。个别病例进展快、病情凶险可考虑加大剂量,如在 2～3 天内给予甲基泼尼松龙 10mg～20mg/kg·d(单次最大剂量不超过 1g)或地塞米松 0.5mg～1.0mg/kg·d。

(3)酌情应用静脉注射免疫球蛋白,总量 2g/kg,分 2～5 天给予。

(4)其他对症治疗:降温、镇静、止惊。

(5)严密观察病情变化,密切监护。

3.危重症

及时清 PICU 会诊,转入 PICU 抢救治疗

4.恢复期治疗

(1)促进各脏器功能恢复。

(2)功能康复治疗

(3)中西医结合治疗。

十、预防

(1)早发现、早报告、早诊断、早治疗是控制本病扩散最有效措施。目前尚无有效的疫苗对本病进行预防。

(2)手足口病传播途径多,做好儿童个人、家庭和托幼机构的卫生,勤洗手是预防本病的关键。

(3)本病流行期间不宜带儿童到人群聚集、空气流通差的公共场所,居室常通风,教室、宿舍通风(2～3次/日,＞半小时)。轻症患儿不必住院,宜居家治疗、休息,以减少交叉感染。隔离期2周。

第二节　流行性腮腺炎

一、概述

流行性腮腺炎(mumps,epidemic parotitis)是由腮腺炎病毒引起的急性呼吸道传染病。俗称"疟腮""衬耳寒"。临床以单侧或双侧腮腺非化脓性肿痛为特点。常见并发症有脑膜脑炎和胰腺炎等。早期患者或隐性感染者为本病传染源,借唾液飞沫传播。5～14岁为好发年龄。感染后可获得持久免疫力。全年均可发病,冬春季为高峰季节,常在集体机构中流行。

二、病史要点

1.流行病学

询问有否腮腺炎疫苗接种史。患者周围有无腮腺炎流行及接触史。既往有无腮腺炎反复发作史。

2.临床表现

询问腮腺肿大时间(数小时至1～2天),腮腺肿大是否以耳垂为中心,波及范围(单侧或双侧,有无颌、舌下腺肿大),是否腮颊部疼痛加剧与张口、咀嚼、进食酸性食物等有关。是否伴有发热、寒战、头痛、恶心、呕吐、腹痛及睾丸的肿痛等并发症表现。

三、体检要点

重点观察腮腺是否呈单侧或双侧肿大,肿大腮腺是否以耳垂为中心呈马鞍形,肿块有触痛及弹性,皮肤表面有无发红。是否伴有颌下腺及舌下腺肿大。腮腺管口有无红肿及排脓现象。是否伴有胸骨前水肿。如并发脑膜脑炎有无意识障碍、脑膜刺激征、病理征阳性;并发胰腺炎有无上腹部压痛、反跳痛;并发睾丸炎有无睾丸红肿热痛表现。

四、辅助检查

1.常规和生化检查

外周血白细胞大多正常或稍高,分类以淋巴细胞为主。约90%的患者血清、尿淀粉酶轻至重度增高。

2.病原学检查

(1)特异性抗体检测:特异性 IgM 阳性提示近期感染。检测双份血清特异性 IgG 大于 4 倍增高也可诊断。

(2)病毒分离:对于腮腺不出现肿大,同时累及了其他腺体、脏器者可通过唾液、脑脊液进行病毒分离培养协助诊断。

五、诊断要点及鉴别诊断

1.诊断

根据流行性腮腺炎接触史,无疫苗接触史,既往无流行性腮腺炎病史。肿大腮腺以耳垂为中心呈马鞍形,肿块有触痛及弹性,边缘不清,皮肤表面不红。可伴有颌下腺及舌下腺肿大。腮腺管口有红肿,即可临床诊断。不典型者,可以借助辅助检查诊断。

2.鉴别诊断

(1)化脓性腮腺炎:肿大腮腺红肿热痛明显,挤压后有脓液自腮腺导管流出。外周血白细胞总数和中性粒细胞增高。

(2)急性淋巴结炎:肿大淋巴结边界清楚,压痛明显。腮腺管口红肿不明显。外周血白细胞总数和中性粒细胞增高。

(3)复发性腮腺炎:腮腺反复肿大,病因不明。

六、病情观察及随访要点

典型腮腺炎重点观察腮腺、颌下腺肿痛及消退情况。一旦出现并发症,脑膜脑炎重点观察有无意识障碍、抽搐,有无脑膜刺激征、病理征、脑神经损害及小脑性共济失调,必要时随访脑脊液及脑 CT。胰腺炎重点观察有无寒战、高热,腹部有无压痛及反跳痛,血和尿淀粉酶有无明显升高,必要时行腹部 B 超或 CT 观察胰腺有无肿大。睾丸炎重点观察有无高热、寒战、下腹痛及睾丸肿痛和变硬。

七、治疗

1.中医中药

内服普济消毒饮或龙胆泻肝汤加减以清热、解毒、消肿。外用青黛调醋或紫金锭磨醋或仙人掌捣烂外敷肿处。

2.一般治疗

注意口腔清洁,用温盐水漱口每日 2～3 次。以软食或流质为宜,避免酸性食物或药物刺激。

3.对症处理

高热者可用物理或药物降温。腮腺疼痛可局部冷敷或给予镇痛剂。

4.并发症处理

睾丸炎时,局部给予冷湿敷,并用睾丸托将阴囊抬高,严重者可短期静脉或口服激素。脑膜脑炎时,应降低颅内压、止惊等;胰腺炎时,应禁食,静脉补充热卡、水及电解质维持平衡。

八、预防

(1)自动免疫:腮腺炎减毒活疫苗接种后,诱生抗体可维持 20 年。麻疹-腮腺炎-风疹三联疫苗抗体阳转率可达 95% 以上。推荐 1 岁以上小儿无自然感染史者应普遍接种。

(2)患者隔离至肿大腮腺完全消退。集体儿童机构的接触者检疫 3 周。

第三节　细菌性痢疾

一、概述

细菌性痢疾(简称菌痢)是由志贺菌(又称痢疾杆菌)引起的肠道传染病。主要临床表现为发热、腹痛、腹泻、里急后重及黏液脓血便,严重者有感染性休克或/和中毒性脑病。临床表现轻重悬殊,轻者能自愈,重者可导致死亡。全年均有发生,夏季为高峰季节。各年龄组儿童均易感,多见于 3 岁以上儿童。细菌性痢疾分为急性(包括轻型、普通型、中毒型)、慢性菌痢。中毒型菌痢(毒痢)起病急骤、发展迅速、极为凶险,主要发生在 2～7 岁儿童,根据其临床表现可分为休克型、脑型和混合型,早期诊断、及时准确治疗可明显降低病死率。

二、病史要点

(1)不洁饮食史,腹泻病人接触史。

(2)热型、热度(常为突起高热)。有无寒战、抽搐及其次数、意识改变。

(3)肠道症状出现的时间,与发热的关系。腹痛的性质、程度、部位;腹泻次数,大便性状、颜色,有无脓血,有无里急后重。中毒型病初可无腹泻及脓血便。

(4)精神、食欲、尿量。

三、体检要点

(1)有无脱水、代谢性酸中毒及其程度。

(2)有无周围循环衰竭征象:包括面色、皮肤有无大理石样花纹、肢端循环、甲床颜色、血压、心率、呼吸次数。

(3)有无神志改变,意识障碍程度,脑膜刺激征;有无呼吸浅快、节律不齐、暂停等中枢性呼吸衰竭表现。

四、辅助检查

1.血常规

血象高,以中性为主,严重时可下降。

2.大便常规

WBC ≥(＋＋)/HP,少量 RBC 和不同程度吞噬细胞诊断即确定。

3.大便培养

大便培养阳性可证实诊断,并可作药敏指导抗菌选药,但阴性不能排除。

五、诊断要点及鉴别诊断

1.诊断要点

(1)普通型:起病急,发热,腹痛,腹泻黏液脓血便伴里急后重。失水轻,循环好。个别病例在发病 24～48 小时内转变为中毒型。

(2)中毒型:起病急骤,发展迅速,临床以严重毒血症为主要表现,病初肠道症状轻甚至缺乏。按临床表现又分为:①休克型:最常见,以感染性休克为主要表现;②脑型:以脑水肿,颅内高压引起的严重脑病症状为主,意识障碍明显,反复惊厥,可突发脑疝造成呼吸衰竭引起死亡;③混合型:兼有周围循环衰竭和脑水肿的表现,病死率最高。

2.鉴别诊断

(1)流行性乙型脑炎:夏季发病,有高热、抽搐、意识障碍,但其进展较毒痢慢,体温逐渐升高,一般发热 3 天后出现抽搐、意识障碍,可出现脑膜刺激征,脑脊液有变化,但无循环障碍表现,另通过大便常规、大便培养可鉴别。

(2)高热惊厥:年龄 6 月～3 岁小孩因上感或其他原因突然引起高热,可以发生惊厥,但患儿往往有热性惊厥史和家族史,无循环障碍和严重感染中毒症状,抽搐时间短、抽搐后一般情况好,无意识障碍,神经系统无阳性体征可鉴别。

六、病情观察及随访要点

(1)急性菌痢入院后常规记录体温、脉搏、呼吸、血压、肢端循环及尿量至发病 48 小时以后,中毒型病例至病情好转并稳定以后。

(2)普通型病例应随访发热等毒血症及肠道症状的变化、恢复情况。

(3)中毒型病例应建立特别护理及抢救记录,及时记载病情的演变及治疗情况,着重观察:

1)感染性休克的发展与纠正,如面色、末梢循环状况,补液的成分、量及速度,补液后失水、代谢性酸中毒纠正情况,有无继发电解质紊乱,测定电解质、血气分析以指导补液。注意排尿及尿量;注意观察心功能不全、肺水肿出现的体征;随访有无出血倾向,及时进行凝血功能检查。

2)观察意识障碍程度,惊厥发作情况,瞳孔改变,有无呼吸衰竭征象。补液后应严密注意脑水肿加重表现,及时使用脱水剂,防止脑疝出现。

七、治疗

1.抗菌治疗

可选用第三代头孢菌素(头孢曲松、头孢噻肟钠等)和喹诺酮类药物,疗程 7～10 天。

2.对症处理

降温(冷盐水灌肠)、止惊、给氧。

3.抗休克

4.抗脑水肿

20％甘露醇或复方甘油,糖皮质激素。

八、预防

(1)病人实行胃肠道隔离,用具、排泄物严格消毒;疗程结束,停药 3 天后作大便培养,连续

3 次阴性方可解除隔离。

（2）加强食物、水源、粪便管理,消灭苍蝇及滋生场所,不吃生冷、不洁、腐败变质、未经处理的残余食物;饭前便后要洗手,养成良好的个人卫生习惯。

（3）目前细菌性痢疾的主动免疫尚未普遍推广。

第四节　流行性脑脊髓膜炎

一、概述

流行性脑脊髓膜炎（Epidemic cerebrospinal meningitis）简称流脑,是由脑膜炎奈瑟菌（meningococcus）感染引起的急性呼吸道传染病,是最常见的化脓性脑膜炎之一,多发生于冬春季节,可呈散发或流行。主要发生在 15 岁以下儿童,其中 6 月～2 岁发病率最高。临床表现为高热、头痛、呕吐、皮肤瘀斑瘀点、脑膜刺激征,脑脊液呈化脓性改变,是常引起儿童感染性休克的传染病之一。依病情分普通型、暴发型（包括休克型、脑型和混合型）。目前我国仍以 A 群脑膜炎双球菌感染为主,但 B 群和 C 群发病逐渐增多。

二、病史要点

（1）本病流行情况,接触史,预防接种史。

（2）起病急缓,发热高低,头痛的性质、程度和部位;呕吐次数、性质及呕吐物内容,有无呕吐诱因。精神、意识改变的时间及表现形式,有无惊厥及其发生情况。

（3）婴幼儿应注意精神萎靡或烦躁,有无尖叫、拒食。

三、体检要点

（1）精神、意识情况。

（2）周围循环情况（面色、有无大理石样花纹、甲床色泽及肢端温度）,血压及脉压,呼吸节律、频率、深浅。

（3）流行季节有发热史的患儿,无论有无明确头痛、呕吐,都应常规寻找有无瘀斑、瘀点及其分布、数量、大小、形态、颜色,瘀点有无融合,瘀斑有无坏死。

（4）脑膜刺激征,病理征,深、浅反射改变。瞳孔、眼底、眼球活动变化。婴幼儿注意前囟突出及紧张度,颅缝有无增宽。

四、辅助检查

1.血常规

白细胞总数及中性分类明显增高。

2.脑脊液检查

呈化脓性脑膜炎改变。

3.皮肤瘀点涂片

取新鲜皮肤瘀点涂片找革兰氏阴性双球菌,阳性率 50%～80%。

4.细菌培养

血培养、脑脊液培养可阳性。

五、诊断要点及鉴别诊断

(一)诊断要点

(1)在流行季节,起病急骤,出现高热、头痛、呕吐、皮肤瘀斑瘀点、脑膜刺激征阳性的患儿,可诊断流脑。

(2)临床分型

1)普通型:具有全身感染,皮肤瘀点或瘀斑及化脓性脑膜炎的常见症状、体征。周围循环好,无休克存在,临床疗效及恢复均佳。90%以上为此型。

2)暴发型:病势凶险,发展迅速,常在24小时内演变至危险阶段,甚至死亡。①休克型:严重的感染性休克和皮肤大量的或迅速增多、融合、坏死的瘀斑为本型特征。常导致DIC发生,而颅内感染表现(颅内压增高及脑膜刺激征)可不明显。②脑膜脑炎型:严重脑水肿及颅内高压症,易发生脑疝,引起呼吸衰竭。皮肤瘀点可多可少,可有可无。③混合型:兼有上述二型特点,病死率高。

(二)鉴别诊断

1.血小板减少性紫癜

一般无感染中毒症状;全身可见大小不等的出血点、瘀斑、鼻衄;血常规示血小板减少,出血时间延长、凝血时间正常;骨髓巨核细胞增多或正常伴成熟障碍。

2.其他化脓性脑膜炎

有明显的感染中毒症状;皮肤无瘀斑瘀点;脑膜刺激征阳性;脑脊液培养可鉴别。

六、病情观察及随访要点

除注意一般感染中毒症状的消长及变化外,重症病人应建立特别护理记录,及时记录病情变化及主要抢救措施,并密切观察:

(1)感染性休克的发展与控制,随时掌握面色、皮肤色泽、肢端循环、血压、脉搏、心率的变化,根据失水与代谢性酸中毒的程度及纠正情况,及时调整、定时总结补液的成分、量及速度。补液后注意尿量及心、肺、肝脏体征变化,及时防止心衰、肺水肿的发生。

(2)出血倾向:皮肤瘀斑、瘀点显著增多、融合坏死预示病情在发展,应注意观察。及时进行凝血功能检查。重症应注意有无呕血、便血或隐匿性胃肠道出血及其他部位出血,并应进行有关DIC的实验室检查。

(3)密切注意脑水肿、颅内高压的发展,仔细观察有无呼吸衰竭及瞳孔改变,意识障碍加深,惊厥加重,血压增高等脑疝征兆。

(4)急性期病人注意并发肺炎、泌尿系统感染、瘀斑坏死并继发感染。

(5)恢复期病人注意脑积水、硬脑膜下积液的发生;有无浆液性关节炎发生。

七、治疗

1.抗菌治疗

青霉素为首选药物,20万～40万 U/(kg·d),疗程5～7天。不能完全除外其他细菌所致脑膜炎,可用氨苄西林(国外治疗细菌性脑膜炎较多选用)、头孢噻肟钠或头孢曲松钠等;对青霉素、头孢菌素过敏者,选用氯霉素。

2.对症治疗

高热者使用药物或物理降温;严重烦躁或惊厥者选用适当镇静剂;呼吸衰竭者应保持呼吸道通畅及给氧,必要时使用人工呼吸机,同时辅以降低颅内压措施。

3.抗休克治疗

4.抗脑水肿治疗

5.抗凝治疗

用于有大片瘀斑;瘀点在短期内明显增多或有融合趋势;经抗休克治疗微循环改善不明显者。常用肝素 0.5~1mg/kg 加入葡萄糖液中缓慢静脉注入。

八、预防

(1)隔离传染源 1 周,密切接触者应给予磺胺类药物至少 3 天,并密切观察 1 周。

(2)病人房间应通风、消毒。流行期间,儿童应避免去公共场所或参加集体活动。

(3)使用流脑疫苗对易感儿童有良好免疫效果。

第七章　小儿风湿性疾病

第一节　过敏性紫癜

一、概述

过敏性紫癜是一种较常见的微血管变态反应性出血性疾病。病因有感染、食物过敏、药物过敏、花粉、昆虫咬伤等所致的过敏等,但变应原因往往难以确定。儿童及青少年较多见,男性较女性多见,起病前1～3周往往有上呼吸道感染史。

二、诊断要点

(一)诊断依据

(1)典型皮疹为棕红色斑丘疹,突出于皮表,压之不褪色,单独或互相融合,对称性分布,以四肢伸侧及臀部多见,很少侵犯躯干,可伴有痒感或疼痛,成批出现,消退后可遗有色素沉着。除紫癜外,还可并发荨麻疹、血管神经性水肿、多形性红斑或溃疡坏死等。

(2)反复阵发性腹痛,位于脐周或下腹部,可伴呕吐、便血。

(3)大关节肿痛,活动受限,可单发或多发。

(4)病程中(多数在6个月内)出现血尿和(或)蛋白尿,可伴有高血压和水肿,诊断为紫癜性肾炎。

(5)约半数病人毛细血管脆性试验阳性,血小板计数、出血时间或凝血时间、血块退缩时间正常,排除血小板减少性紫癜。

同时具体第(1)、(5)项可确诊此病。

(二)临床分型诊断

(1)皮肤型(单纯型):仅有上述诊断依据第(1)项。

(2)腹型:有上述诊断依据第(1)、(2)项。

(3)关节型:有上述诊断依据第(1)、(3)项。

(4)肾型:有上述诊断依据第(1)、(4)项。

(5)混合型:有上述诊断依据第(1)项,伴有第(2)、(4)项中的2项或2项以上。

(三)肾型临床分型诊断

(1)孤立性血尿或蛋白尿:前者为离心尿红细胞>5个/高倍视野,后者为24h尿蛋白定量>0.15g,或每小时>4mg/kg。

(2)血尿和蛋白尿:同时有上述血尿和蛋白尿表现,无其他异常。

(3)急性肾炎型:有血尿和蛋白尿,并有不同程度的水肿和高血压,肾功能一般正常。

(4)肾病综合征型:符合肾病综合征的诊断依据。

（5）急进性肾炎型：起病急，有急性肾炎型表现，并有持续性少尿或无尿、进行性肾功能减退。

（6）慢性肾炎型：起病缓慢，持续性血尿和蛋白尿，部分病人有水肿、高血压及不同程度的肾功能减退，病程＞1年。

（四）肾脏病理分级诊断

（1）Ⅰ级：肾小球轻微异常。

（2）Ⅱ级：单纯系膜增生分为：①局灶/节段；②弥漫性。

（3）Ⅲ级：系膜增生，伴有＜50%肾小球新月体形成/节段性病变（硬化、粘连、血栓、坏死），其系膜增生可为：①局灶/节段；②弥漫性。

（4）Ⅳ级：病变同Ⅲ级，50%～75%的肾小球伴有上述病变，分为：①局灶/节段；②弥漫性。

（5）Ⅴ级：病变同Ⅲ级，＞75%的肾小球伴有上述病变，分为：①局灶/节段；②弥漫性。

（6）Ⅵ级：膜增生性肾小球肾炎。

三、治疗原则

（一）一般治疗

急性期卧床休息。要注意出入液量、营养及保持电解质平衡。有消化道出血者，如腹痛不重，仅大便潜血阳性者，可用流食，消化道出血者暂禁食。若合并明显感染者，应给予有效抗生素。注意寻找和避免接触变应原。

（二）对症治疗

有荨麻疹或血管神经源性水肿时，应用抗组织胺药物和钙剂；近年来又提出用H2受体阻滞剂西咪替丁20～40mg/kg·d，分二次加入葡萄糖溶液中静脉滴注，1～2周后改为口服，15～20mg/kg·d，分三次服用，继续应用1～2周。有腹痛时应用解痉挛药物，消化道出血时应禁食。

（三）抗血小板凝集药物

阿司匹林3～5mg/kg·d，每日一次口服；双嘧达莫3～5mg/kg·d，分次服用。

（四）抗凝治疗

本病可有纤维蛋白质沉积、血小板沉积及血管内凝血的表现，故近年来有使用肝素的报道，剂量为肝素120～150U/kg加入10%葡萄糖溶液100ml中静脉滴注，每日1次，连续5天，或肝素钙10U/kg·次，皮下注射，每日2次，连续7天。也有推荐使用尿激酶2500U/kg。

（五）糖皮质激素

糖皮质激素可改善腹痛、关节症状及神经血管性水肿，但不能减轻紫癜与肾脏损害。对腹痛、消化道出血、关节肿痛、血管神经性水肿者，可服甲泼尼松1～2mg/kg·d，分次口服，或用地塞米松（0.5～1mg/kg·d，分次二次）、甲泼尼龙静脉（2～4mg/kg·d，分次二次）滴注，症状缓解后即可停用；

（六）紫癜性肾炎治疗

1.单纯性血尿或病理Ⅰ级

给予双嘧达莫和（或）清热活血的中药如丹参酮、肾复康等。

2.血尿和蛋白尿或病理Ⅱa级

雷公藤总甙片1mg/(kg·d)（每日最大量＜45mg），疗程3个月，必要时可稍延长。

3.急性肾炎型(尿蛋白＞1g/d)或病理Ⅱb、Ⅲa级

雷公藤总甙片 1mg/(kg·d),疗程 3～6 个月。

4.肾病综合征型或病理Ⅲb、Ⅳ级

泼尼松中程疗法＋雷公藤总甙片(3～6 个月)或泼尼松中程疗法＋环磷酰胺冲击治疗、泼尼松不宜大量？长期应用,一般于 4 周后改为隔日顿服。

5.急进性肾炎型或病理Ⅳ、Ⅴ级

甲泼尼龙冲击＋环磷酰胺冲击＋肝素＋双嘧达四联疗法,同时泼尼松中程疗法,必要时透析或者血浆置换。

第二节　川崎病

一、概述

川崎病(KD)又称皮肤黏膜淋巴结综合征,是一种急性、自限性的全身性血管炎,多见于婴儿和年幼的儿童。病因及发病机理尚不明确。

二、诊断要点

发热 5 天以上,伴下列 5 项临床表现中 4 项者,排除其他疾病后,即可诊断为川崎病。

(1)四肢变化:急性期掌跖红斑,手足硬性水肿;恢复期指趾端膜状脱皮。

(2)多形性红斑。各种皮疹均可见,以多形性红斑多见,急性期可出现肛周脱皮。

(3)眼结合膜充血,非化脓性。结膜充血是指双侧球结膜非渗出性充血,不伴疼痛和畏光,无水肿或角膜溃疡。

(4)唇充血皲裂,口腔黏膜弥漫充血,舌乳头呈草莓舌。

(5)颈部淋巴结肿大。颈淋巴结肿大多为单侧无痛性,不伴红肿及波动感。

三、治疗

1.阿司匹林

急性期剂量每日 30～50mg/kg,分 3～4 口服;热退后 28～72 小时(另有专家认为持续应用 14 天)后改为小剂量,每日 3～5mg/kg;疗程 8～12 周。如有冠脉异常,应持续服用小剂量阿司匹林。

2.静脉用丙种球蛋白(IVIG)

剂量 2g/kg 单次应用。IVIG2g/kg 单次应用加阿司匹林的标准用法使冠脉发生率由 15％～25％下降至 2％～4％。一般主张起病 10 天内应用,如就医时发热未退,冠脉病变或 ESR/CRP 仍高,起病 10 天后仍可应用;过早(起病 5 天内)使用 IVIG,可能需再次应用。

3.糖皮质激素

糖皮质激素一般不作为治疗川崎病的首选药物,常用于 IVIG 标准使用后无反应者,但应与阿司匹林或肝素等抗凝药同时使用。

4.抗凝治疗

联合使用双嘧达莫每日 3～5mg/kg,分 2～3 次口服。有冠状动脉病变或血小板水平增高患儿可应用低分子肝素钙 50～100IU/kg 皮下注射或静脉滴注抗凝。同时在血小板明显升高或有血栓形成时可应用前列地尔抗血小板聚集。

5.并发有感染时给予抗感染治疗

四、病情观察及随访要点

(1)本病需要长期随访。

(2)治疗疗程中(8～12 周)需要密切注意血小板水平变化及冠状动脉病变变化情况,及时调整治疗方案。

(3)注意阿司匹林副作用观察,如皮疹、消化道出血等。

(4)有冠状动脉瘤形成及血栓形成的患儿需要长疗程治疗。

五、预防

无确切、有效的预防措施。

第三节　风湿热

风湿热是常见的风湿性疾病。主要表现为心肌炎、游走性关节炎、舞蹈病、环形红斑和皮下小结,可反复发作。心肌炎是本病最严重的表现,急性期可威胁患儿生命,反复发作后可致永久性心脏瓣膜病变,严重影响日后劳动力。近年来风湿热的发病率已有明显下降,病情亦明显减轻,但某些地区发病率仍较高,风湿性心脏病仍是重要的后天性心脏病之一。

本病一年四季均可发病,冬春多见,遍及世界各地。我国各地发病情况不一,风湿热总发病率约为 22/10 万,其中风湿性心脏病患病率为 0.22‰。以风湿性心脏病为例,20 世纪 80 年代,中、小学生发病率北方为 0.11‰～1.09‰,南方为 0.37‰～3.6‰。首次发病年龄多为 6～15 岁,3 岁以下少见,近年来发病年龄有向后推迟的趋势。发病率无性别和种族差异。

一、病因

风湿热是 A 组乙型溶血性链球菌咽峡炎后的晚期并发症。约 0.3‰～3‰由该菌引起的咽峡炎于 1～4 周后发生风湿热。皮肤和其他部位 A 组乙型溶血性链球菌感染不会引起风湿热。影响本病发生的因素有:①链球菌在咽喉部存在时间愈长,发生本病的机会愈大;②环境因素,如住房拥挤、营养卫生条件差的人群易患链球菌咽峡炎,从而发生风湿热的机会也多;③特殊的致风湿热 A 组溶血性链球菌株,如 M 血清型(甲组 1～48 型)和黏液样菌株;④患儿的遗传学背景,一些人群有明显的易感性。

二、发病机制

风湿热的发病机制尚不清楚,与以下机制有关:

1.分子模拟

A 组乙型溶血性链球菌的抗原性很复杂,各种抗原分子结构与机体器官抗原存在同源性,

机体的抗链球菌免疫反应可与人体组织产生免疫交叉反应,导致器官损害,是风湿热发病的主要机制。这些交叉抗原包括:

(1)荚膜由透明质酸组成,与人体关节、滑膜有共同抗原。

(2)细胞壁外层蛋白质中 M 蛋白和 M 相关蛋白、中层多糖中 N-乙酰葡糖胺和鼠李糖均与人体心肌和心瓣膜有共同抗原。

(3)细胞膜的脂蛋白与人体心肌肌膜和丘脑下核、尾状核之间有共同抗原。

2.自身免疫反应

人体组织与链球菌的分子模拟导致的自身免疫反应包括:

(1)免疫复合物病:与链球菌抗原模拟的自身抗原与抗链球菌抗体可形成循环免疫复合物沉积于人体关节滑膜、心肌、心瓣膜,激活补体成分产生炎性病变。

(2)细胞免疫反应异常:①周围血淋巴细胞对链球菌抗原的增殖反应增强,患儿 T 淋巴细胞具有对心肌细胞的细胞毒作用;②患儿外周血对链球菌抗原诱导的白细胞移动抑制试验增强,淋巴细胞母细胞化和增殖反应降低,自然杀伤细胞功能增加;③患儿扁桃体单核细胞对链球菌抗原的免疫反应异常。

3.遗传背景

有人发现 HLA-B35、HLA-DR2、HLA-DR4 和淋巴细胞表面标记 D8/17＋等与发病有关,但还应进一步进行多中心研究才能证实该病是否为多基因遗传病和相应的相关基因。

三、病理

1.急性渗出期受累部位

如心脏、关节、皮肤等的结缔组织水肿,淋巴细胞和浆细胞浸润;心包膜纤维素性渗出;关节腔内浆液性渗出,但无关节面侵蚀。本期病变为非特异性,持续约 1 个月。

2.增生期

主要发生于心肌和心内膜,特点为形成风湿小体,小体中央为胶原纤维素样坏死物质,外周有淋巴细胞、浆细胞和巨大的多核细胞(风湿细胞)。风湿细胞呈圆形或椭圆形,含有丰富的嗜碱性胞质,胞核有明显的核仁。此外,风湿小体还可分布于肌肉及结缔组织,好发部位为关节处皮下组织和腱鞘.形成皮下小结,是诊断风湿热的病理依据,表示风湿活动。本期持续 3～4 个月。

3.硬化期

炎症细胞浸润逐渐减少,风湿小体中央变性和坏死物质吸收,其附近出现纤维组织增生和瘢痕形成。心瓣膜边缘可有嗜伊红性疣状物。由于进行性纤维化而使瓣膜增厚,形成瘢痕。二尖瓣最常受累,其次为主动脉瓣,很少累及三尖瓣及肺动脉瓣。此期约持续 2～3 个月。

此外,大脑皮质、小脑、基底核可见到散在的非特异性细胞变性和小血管壁透明变性。

四、临床表现

风湿热患儿在发病前 1～5 周往往有链球菌咽峡炎、扁桃体炎、感冒等短期发热或猩红热的病史。症状轻重不一,亦可无症状,咽部症状常在 4 天左右消失,以后患儿无不适,1～5 周后开始发病。风湿性关节炎多呈急性起病,而心肌炎可为隐匿性经过。

1.一般表现

急性起病者发热在 38～40℃之间,无一定热型,1～2 周后转为低热。隐匿起病者仅有低热或无发热。其他表现如精神不振、疲倦、食欲减退、面色苍白、多汗、鼻出血、关节痛、腹痛等。个别病例可发生胸膜炎和肺炎。

2.心肌炎

首次风湿热发作时,约有 40%～50% 的病例累及心脏,心肌、心内膜及心包均可受累,称为风湿性心肌炎或全心炎,为小儿风湿热的最重要表现,多于发病 1～2 周内即出现症状。

(1)心肌炎:轻者可无症状,重者可伴不同程度的心功能不全表现。常见体征有:①心动过速,与体温升高不成比例;②心脏增大,心尖冲动动弥散;③心音减弱,心尖部第一心音低钝,有时可闻及奔马律;④心尖部有 2/6 级以上收缩期吹风样杂音,有时主动脉瓣区亦可听到舒张中期杂音。X 线检查心脏扩大,心肌张力差,心脏搏动减弱。心电图常示各型传导阻滞,尤以 Ⅰ 度房室传导阻滞多见,期前收缩少见,常有 P-R 间期延长,伴有 T 波低平和 ST 段异常,少数出现 Q-T 间期延长。

(2)心内膜炎:以二尖瓣最常受累,主动脉瓣次之。炎症侵犯二尖瓣时,心尖部可闻及 2～3/6 级吹风样全收缩期杂音,向腋下传导,有时可闻及舒张中期隆隆样杂音,患者取左侧卧位和深呼气时更易听到。炎症累及主动脉瓣时,该区可听到舒张期吹风样杂音。急性心肌炎引起的杂音,是由心脏扩大和瓣膜充血水肿所致,于恢复期渐消失,但若多次复发,可造成永久性瓣膜瘢痕形成,导致慢性风湿性心瓣膜病的发生。

(3)心包炎:一般积液量少,临床上难以发现,有时于心底部听到心包摩擦音。积液量多时,心前区搏动消失,听诊心音遥远。X 线检查心脏搏动减弱或消失,心影向两侧扩大呈烧瓶形,卧位时心腰增宽。心电图早期呈 ST 段抬高,随后可出现 ST 段下降和 T 波改变,常并发低电压。临床有心包炎表现者,提示心肌炎严重,易发生心力衰竭。

风湿性心肌炎初次发作约有 5%～10% 患儿发生充血性心力衰竭,再发时心力衰竭发生率更高。风湿性心脏瓣膜病患儿伴有心力衰竭者,提示有活动性心肌炎存在。若无链球菌再次感染,心肌炎持续 6 周～6 个月,多数在 12 周内完全恢复;少数病程长达半年以上者,称为慢性风湿性心肌炎。

近年风湿性心肌炎的严重程度明显减轻,表现为单纯性心肌炎者较多。若起病隐匿,f临床表现常被忽略,待就诊时已形成永久性心脏瓣膜病变者,称为隐匿型风湿性心肌炎。

3.关节炎

见于 50%～60% 的患者,典型者为游走性多关节炎,以膝、踝、肘、腕等大关节为主。表现为关节红、肿、热、痛及活动受限。每个受累关节持续数日或数周后自行消退,愈后不留关节畸形,但此起彼伏,可延续 3～4 周。

4.舞蹈病

也称 Sydenham 舞蹈病,在 A 组乙型溶血性链球菌咽炎后 1～6 个月才出现,占风湿热患儿总数的 3%～10%。好发年龄为 8～12 岁,女孩多见。表现为全身或部分肌肉的无目的不自主快速运动。常见者为面部肌肉抽搐引起的奇异面容,如伸舌、歪嘴、皱眉、眨眼和语言障碍;其次有耸肩缩颈、书写困难、细微动作不协调等。上述运动障碍于兴奋或注意力集中时加剧，入睡后消失。部分患儿早期以情绪和性格变化为突出表现。舞蹈病常同时伴有心肌炎。一般病程1~3个月，个别病例可于1~2年内反复发作。少数患儿留有不同程度精神神经后遗症，如性格改变、偏头痛、震颤、细微运动不协调和智能低下等。单纯性舞蹈病患儿的血沉正常，ASO不增高。

5.皮肤症状

(1)皮下小结：发生于4%~7%的风湿热患者，常伴严重心肌炎。小结多存在于肘、膝、腕、踝等关节伸面，或枕部、前额头皮以及胸、腰椎棘突的突起处，直径约0.1~1cm，硬而无压痛，与皮肤不粘连，约经2~4周消失。

(2)环形红斑：已较少见到，环形或半环形边界明显的淡色红斑，环内肤色正常，大小不等，多出现在躯干和四肢近端屈侧，呈一过性，或时隐时现呈迁延性，此起彼伏，可持续数周。

(3)其他皮损：如荨麻疹、结节性红斑和多形红斑等。

五、实验室检查

1.链球菌感染的证据

风湿热患者咽拭子链球菌培养可发现A组乙型溶血性链球菌，但有些患者，特别在抗生素药物治疗后咽培养常呈阴性，测定血清抗链球菌抗体更有诊断意义。链球菌感染1周后血清ASO滴度开始上升，2个月后逐渐下降。80%急性风湿热患者ASO滴度升高。若同时测定链球菌其他抗原成分的抗体，如抗脱氧核糖核酸酶B、抗链激酶(ASK)、抗透明质酸酶(AH)，则阳性率可提高到95%。这些抗体在链球菌感染1周后升高，可维持数月。咽拭子培养链球菌阳性仅说明为链球菌咽峡炎或咽部处于带菌状态；抗链球菌抗体存在仅能反映近期有过链球菌感染，都不能肯定为风湿热。

2.风湿热活动期的实验室指标

包括周围血象白细胞计数和中性粒细胞增高，血沉增快和C反应蛋白阳性，α2球蛋白和黏蛋白增高，轻至中度贫血等。这些指标仅提示风湿热活动，但对诊断本病无特异性。

六、诊断

按1992年修订的Jones标准进行诊断，包括3个部分：①主要表现；②次要表现；③链球菌感染的证据。在确定有链球菌感染证据的前提下，有两项主要表现，或一项主要表现伴两项次要表现时即可做出诊断。由于风湿热临床表现错综复杂，近年不典型和轻症病例增多，两项主要表现者已不多见，加之链球菌感染的证据较难确定，故硬性遵循此标准，易造成诊断失误。因此，应综合全部临床资料，进行综合判断，必要时需追踪观察，方能提高确诊率。

判断有无慢性风湿性心脏病常较困难。在心尖部或主动脉瓣区闻及粗糙而响亮的吹风样杂音，或明显的心尖部隆样舒张期杂音提示瓣膜损害，需随访观察。若杂音持久不消失，可考虑风湿性心脏病。X线和超声心动图检查有助于诊断。

七、鉴别诊断

风湿热需与下列疾病进行鉴别：

1.与风湿性关节炎的鉴别

(1)幼年特发性关节炎：常于3岁以内起病，关节炎无游走性的特点，常累及指趾小关节，多伴不规则发热、脾及淋巴结肿大、全身斑丘疹等。部分病例反复发作后留下关节畸形。X线骨关节摄片可见关节面破坏、关节间隙变窄和邻近骨骼骨质疏松。

(2)急性化脓性关节炎:常为全身性脓毒血症的局部表现。中毒症状重,血培养可发现致病菌,以金黄色葡萄球菌多见。好发部位为髋关节,其次为膝、肘等大关节。

(3)链球菌感染后状态(亦称链球菌感染后综合征):主要见于急性链球菌感染的同时或感染后2～3周内,出现发热、无力、关节痛,并可伴有关节轻度红肿,血沉可增快,但心脏无明显改变,亦无环形红斑和皮下小结,一般经抗生素治疗后1～2周症状即可消失。

(4)急性白血病:特点为发热、贫血、出血倾向、肝、脾及淋巴结肿大、骨关节疼痛等。有时骨痛为其早期突出的表现,以胸骨痛最明显,常伴压痛,可误认为风湿性关节炎。但周围血片见到幼稚白细胞,骨髓检查发现大量白血病细胞浸润可资鉴别。

(5)非特异性肢痛:又名"生长痛"。为小儿时期常见的症状,肢痛多发生于下肢,局部无红肿,实为小腿肌肉痛,以夜间尤甚,疼痛常致小儿突然惊醒。

2.与风湿性心肌炎的鉴别

(1)生理性杂音:见于学龄儿童,杂音部位限于:①肺动脉瓣区;②胸骨左缘与心尖之间。为2/6级左右、音调柔和的收缩早中期吹风样杂音。杂音响度和性质随体位变动和呼吸运动而改变。

(2)病毒性心肌炎:常在一次呼吸道或肠道病毒感染后出现心肌炎的表现,可有低热和关节疼痛。近年单纯风湿性心肌炎的病例日渐增多,与病毒性心肌炎难以区别。一般而言,病毒性心肌炎的心脏杂音往往不明显,可合并心包炎而极少伴有心内膜炎,较多出现过早搏动等心律失常。心电图 P-R 间期延长较少见,而 ST-T 改变更为突出。实验室检查有病毒感染证据。

(3)感染性心内膜炎:先天性心脏病或慢性风湿性心脏病合并感染性心内膜炎时,易与风湿性心脏病伴风湿活动相混淆,患儿往往出现不明原因的不规则发热,若伴贫血、脾大、皮肤瘀斑或其他栓塞症状则有助于诊断。24 小时内反复数次做血培养,常可获得阳性结果,一次抽血量达 10ml 左右,培养时间延长到 2 周,可提高阳性率。超声心动图可见心瓣膜或心内膜有赘生物。

八、治疗

1.休息

卧床休息的期限决定于是否存在风湿活动、心脏受累程度及心功能状态。急性期需卧床休息 2 周,并应密切观察有无心肌炎的表现。若无心脏受累,开始逐渐恢复活动,2 周后达正常活动水平;心肌炎不伴心力衰竭者,卧床 4 周,于随后的 4 周内逐渐恢复活动;心肌炎伴充血性心力衰竭患儿,需严格卧床 8 周,在以后的 2～3 个月内逐渐增加活动量。

2.清除链球菌

感染急性期用青霉素 G 每次 80 万 U 肌内注射,每日 2 次,持续 2 周,以彻底清除链球菌感染。青霉素过敏者,改用其他有效抗生素,如红霉素等。风湿性心肌炎容易发生感染性心内膜炎,应注意清除口腔或其他部位感染灶,拔牙或其他手术时应严防发生菌血症。

3.抗风湿热治疗

常用的药物为水杨酸制剂及肾上腺皮质激素,后者在控制炎症方面优于前者,能较快控制急性症状。心肌炎时宜早期使用肾上腺皮质激素治疗,无心肌炎患儿可用水杨酸制剂,两者对舞蹈病均无明显疗效。

常用的水杨酸制剂为阿司匹林,每日用量 80～100mg/kg,最大量不超过 3g/d,分次口服,2 周后逐渐减量,持续 4～8 周。阿司匹林的副作用有恶心、呕吐、消化道出血等。个别病例可因刺激呼吸中枢而使呼吸加深加快,以致呼吸性碱中毒。用量过大可发生代谢性酸中毒及循环衰竭。因影响凝血酶原的合成和血小板功能,可能出现出血倾向。最好能测定阿司匹林血浓度,以避免发生上述不良反应,合适的血药浓度为 20～25mg/dl。

常用的肾上腺皮质激素为泼尼松,日用量 2mg/kg,最大量不超过 60mg/d,分次口服,2～4 周后减量,总疗程 8～12 周。极度严重的心肌炎伴心力衰竭时可采用大剂量疗法,有拯救患者生命之效。常用氢化可的松或甲泼尼龙,每日 1 次,剂量为 10～30mg/kg,静脉滴注,共 1～3 次,待心功能改善后改为常用量口服。肾上腺皮质激素的常见副作用为高血压、库欣征、水电解质紊乱、感染及类白血病反应等。停用上述抗炎药物时,可出现"反跳现象",应与风湿热复发相鉴别。"反跳现象"多见于肾上腺皮质激素停药后 1 周内,表现为轻度发热、关节痛、血沉增快和 C 反应蛋白增高等,多于 2～3 天内自行消失,有时延至 1～2 周。如逾期以上症状依然存在,则应按风湿热复发处理,重新开始抗风湿热治疗。

为了减少肾上腺皮质激素类的副作用以及减少停药过程中发生"反跳现象",可在开始减量时同时合用阿司匹林,最终以阿司匹林全部代替肾上腺皮质激素,其总疗程仍为 8～12 周。

4.其他治疗

①有充血性心力衰竭时,应视为心肌炎复发,及时给予大剂量静脉注射肾上腺皮质激素治疗,剂量同前述。应慎用或不用洋地黄制剂,以免发生洋地黄中毒。应予以低盐饮食,必要时氧气吸入,给予利尿剂和血管扩张剂。②舞蹈病的治疗:本症有自限性,多于数周或数月内痊愈,尚无特效治疗,仅采用支持及对症处理。居住环境宜安静舒适,给予安慰等心理学治疗亦属重要。为防止不自主运动所致的损伤,可用苯巴比妥或地西泮等镇静剂。

九、预防

(1)改善生活环境,注意卫生,加强锻炼,增强体质,提高健康水平,以增强抗病能力,减少链球菌咽峡炎的发生。

(2)早期诊断和治疗链球菌咽峡炎是预防风湿热初发和复发的关键。一旦确诊链球菌咽峡炎,应及早给予青霉素 G 肌内注射 7～10 天,或苄星青霉素 G(长效青霉素)120 万 U 肌注 1次,以清除咽部的链球菌。

(3)预防风湿热复发确诊风湿热后,应长期使用抗菌药物预防链球菌咽峡炎,长效青霉素每月肌注 120 万 U。对青霉素过敏者,可用磺胺嘧啶 0.5g(体重<30kg 者)至 1g(体重>30kg者),每日 1 次顿服,其副作用有粒细胞减少和药物疹;也可用红霉素类药物口服,每月服 6～7 天。一般预防期限不得少于 5 年,最好持续至 25 岁;有风湿性心脏病者,宜作终身药物预防。

(4)风湿热或风湿性心脏病患儿,当拔牙或行其他手术时,术前、术后应用抗生素以预防感染性心内膜炎。

(5)链球菌细胞壁 M 蛋白质疫苗的研究,为开展预防风湿热的工作开辟了新的途径。其困难在于 M 蛋白质抗原血清型甚多,能致风湿热者多达 70 余种,只能根据本地区流行的链球菌 M 血清型菌株,制备相应多价疫苗用于本地区。

十、预后

风湿热的预后主要取决于首次发作时是否存在心肌炎及其严重程度,是否得到正确抗风湿热治疗以及是否正规抗链球菌治疗。无心肌炎者,日后复发率较低,影响心脏的机会甚少,预后良好。严重心肌炎伴充血性心力衰竭者及隐匿型心肌炎失去早期防治机会者预后均差。

近年来风湿热病情有所减轻,预后较前明显改善,风湿性心脏病发生率及病死率都明显下降。

第四节　幼年特发性关节炎

幼年特发性关节炎(JIA)是小儿时期常见的风湿性疾病,以慢性关节滑膜炎为主要特征,并伴有全身多脏器功能损害,也是造成小儿时期残疾和失明的重要原因。本病临床表现差异很大,可分为不同类型,故命名繁多,如幼年类风湿性关节炎(JRA)、Still's 病、幼年慢性关节炎(JCA)及幼年型关节炎(JA)等。为了便于国际协作组对这类疾病的遗传学、流行病学、转归和治疗方案实施等方面进行研究,近 10 多年国际风湿病联盟儿科委员会专家组经过多次讨论,将儿童时期(16 岁以下)不明原因的关节肿胀并持续 6 周以上者,命名为幼年特发性关节炎(JIA)。本病除关节炎症和畸形外,全身症状可以很明显,如发热、皮疹、肝、脾及淋巴结肿大、胸膜炎及心包炎等。多数病例预后良好,少数可发展为慢性过程,严重影响运动功能。

一、病因和发病机制

病因至今尚不清楚,可能与多种因素如感染、免疫及遗传有关。

1.感染因素

虽有许多关于细菌(链球菌、耶尔森菌、志贺菌、空肠弯曲菌和沙门菌属等)、病毒(微小病毒 B_{19}、风疹病毒、EB 病毒、柯萨奇病毒和腺病毒等)、支原体和衣原体感染与本病有关的报道,但都不能证实这些感染是诱发本病的直接原因。

2.免疫学因素

支持本病为自身免疫性疾病的证据有:①部分病例血清中存在类风湿因子(RF,抗变性 IgG 抗体)和抗核抗体(ANA)等自身抗体;②关节滑膜液中有 IgG 包涵体和类风湿因子的吞噬细胞(类风湿性关节炎细胞,RAC);③多数患儿的血清 IgG、IgM 和 IgA 上升;④外周血 CD4+T 细胞克隆扩增;⑤血清炎症性细胞因子明显增高。

3.遗传因素

很多资料证实本病具有遗传学背景,研究最多的是人类白细胞抗原(HLA),发现具有 HLA-DR4、DR8 和 DR5 位点者是 JIA 的易发病人群。其他如 HLA-DR6、HLA-A2 等也和本病发病有关。此外,某些原发性免疫缺陷病如低丙种球蛋白血症、选择性 IgA 缺乏症及先天性低补体血症患儿易罹患本病。

综上所述,本病的发病机制可能为:各种感染性微生物的特殊成分作为外来抗原,作用于具有遗传学背景的人群,激活免疫细胞,通过直接损伤或分泌细胞因子、自身抗体触发异常免疫反应,引起自身组织的损害和变性。尤其是某些细菌、病毒的特殊成分可作为超抗原,直接与具有特殊可变区 β 链(Vβ)结构的 T 细胞受体(TCR)结合而激活 T 细胞,激发免疫损伤。自身组织变性成分(内源性抗原)如变性 IgG 或变性的胶原蛋白,也可作为抗原引发针对自身组织成分的免疫反应,进一步加重免疫损伤。

二、病理

关节呈慢性非化脓性滑膜炎症,早期呈现水肿、充血、纤维蛋白渗出,淋巴细胞和浆细胞浸润。轻者可完全恢复正常。反复发作者,滑膜增厚呈绒毛状向关节腔突起,附着于软骨上,并向软骨伸延形成血管翳,最终侵蚀关节软骨,随之关节面粘连融合,由纤维性或骨性结缔组织所代替,导致关节强直和变形。受累关节附近可有腱鞘炎、肌炎、骨质疏松及骨膜炎。类风湿结节的病理所见为均匀无结构的纤维素样坏死,外周有类上皮细胞围绕。胸膜、心包膜及腹膜可见纤维性浆膜炎。淋巴结呈非特异性滤泡增生。皮疹部位的皮下毛细血管周围有炎症细胞浸润。眼部受累时为虹膜睫状体的肉芽肿样浸润。

三、分类及临床表现

本病可发生于任何年龄,以 2～3 岁和 8～10 岁两个年龄组为发病高峰,女孩多见。临床表现复杂,除关节症状外,又可累及多个脏器。按起病形式、临床经过和预后不同,可分为不同类型,其临床有不同表现。

1.全身型关节炎

过去曾称为变应性亚败血症。可发生于任何年龄,但以幼年者为多,无明显性别差异。此型约占幼年特发性关节炎的 20%。其定义为:每日发热至少 2 周以上,伴有关节炎,同时伴随以下 1～4 项中的一项或更多症状。

(1)短暂的、非固定的红斑样皮疹。

(2)淋巴结肿大。

(3)肝脾大。

(4)浆膜炎:如胸膜炎及心包炎。

应排除下列情况:①银屑病患者;②8 岁以上 HLA-B27 阳性的男性关节炎患儿;③家族史中一级亲属有 HLA-B27 相关的疾病(强直性脊柱炎、与附着点炎症相关的关节炎、急性前葡萄膜炎或骶髂关节炎);④两次类风湿因子阳性,两次间隔为 3 个月。

弛张型高热是本型的特点,体温每日波动在 36～40℃ 之间,骤升骤降,常伴寒战。热退时患儿一般情况好,活动正常,无明显痛苦表情。发热持续数周至数月后常自行缓解,但常于数周或数月后复发。

约 95% 的患儿出现皮疹。直径为数毫米的淡红色斑疹分布于全身,以躯干及肢体近端为甚,但亦可波及掌、跖部位。单个皮疹逐渐扩大,其中心消散,皮疹间可相互融合。皮疹时隐时现,高热时明显,热退则隐匿;搔抓等外伤或局部热刺激均可使皮疹复现。可伴痒感。

急性期多数病例有一过性关节炎、关节痛或肌痛,有时因全身症状突出而忽视了关节症状。部分患儿在急性发病数月或数年后关节炎才成为主诉。约 25% 最终转为慢性多发性关节炎,导致关节变形。

约85%有肝、脾及淋巴结肿大,肝功能轻度损害。约1/3伴胸膜炎或心包炎,一般不需处理多能自行吸收。少数累及心肌,但鲜有发生心内膜炎者。个别病例可发生心功能不全而需积极治疗。少数尚伴间质性肺浸润,多为一过性。约1/5出现腹痛,此可能为肠系膜淋巴结肿大所致。

2.多关节型,类风湿因子阴性(RF negative)

是指发热最初6个月有5个关节受累,类风湿因子阴性。约占JIA的25%。

应排除下列情况:①银屑病患者;②8岁以上HLA-B27阳性的男性关节炎患儿;③家族史中一级亲属有HLA-B27相关的疾病(强直性脊柱炎、与附着点炎症相关的关节炎、急性前葡萄膜炎或骶髂关节炎);④两次类风湿因子阳性,两次间隔为3个月;⑤全身型JIA。

本型任何年龄都可起病,但1~3岁和8~10岁为两个发病高峰年龄组,女性多见。受累关节≥5个,先累及大关节如踝、膝、腕和肘,常为对称性。表现为关节肿、痛,而不发红。晨起时关节僵硬(晨僵)是本型的特点。随病情发展逐渐累及小关节,波及指、趾关节时,呈典型梭形肿胀;累及颈椎可致颈部活动受限和疼痛;累及颞颌关节表现为张口困难。幼儿可诉耳痛。病程长者,可影响局部发育出现小颌畸形;累及喉杓(环状软骨-杓状软骨)关节可致声音嘶哑、喉喘鸣和饮食困难。疾病晚期,至少半数病例出现髋关节受累,可致股骨头破坏,严重者发生永久性跛行。复发病例的受累关节最终发生强直变形,关节附近的肌肉萎缩,运动功能受损。

本型可有全身症状,但不如全身型JIA严重。常有乏力、厌食、烦躁、轻度贫血和低热,体格检查可发现轻度肝、脾和淋巴结肿大。约25%的病例抗核抗体阳性。

3.多关节型,类风湿因子阳性(polyarticular JIA,RF positive)

是指发热最初6个月有5个关节受累,类风湿因子阳性。约占JIA的10%。

应排除下列情况:①银屑病患者;②8岁以上HLA-B27阳性的男性关节炎患儿;③家族史中一级亲属有HLA-B27相关的疾病(强直性脊柱炎、与附着点炎症相关的关节炎、急性前葡萄膜炎或骶髂关节炎);④全身型JIA。

本型发病亦以女孩多见。多于儿童后期起病,其临床表现基本上与成人RA相同。关节症状较类风湿因子阴性组为重,后期可侵犯髋关节,最终约半数以上发生关节强直变形而影响关节功能。约75%的病例抗核抗体阳性。除关节炎外,可出现类风湿结节。

4.少关节型

是指发病最初6个月有1~4个关节受累。本型又分两个亚型:

(1)持续型少关节型JIA:整个疾病过程中受累关节均在4个以下。

(2)扩展型少关节型JIA:在疾病发病后6个月发展成关节受累≥5个,约20%患儿有此情况。

应排除下列情况:①银屑病患者;②8岁以上HLA-B27阳性的男性关节炎患儿;③家族史中一级亲属有HLA-B27相关疾病(强直性脊柱炎、与附着点炎症相关的关节炎、急性前葡萄膜炎);④两次类风湿因子阳性,两次间隔为3个月;⑤全身型JIA。

本型女孩多见,起病多在5岁以前。多为大关节受累,膝、肘或腕等大关节为好发部位,常为非对称性。虽然关节炎反复发作,但很少致残。20%~30%患儿发生慢性虹膜睫状体炎而造成视力障碍,甚至失明。

5.与附着点炎症相关的关节炎(enthesitis related JIA,ERA)

是指关节炎合并附着点炎症或关节炎或附着点炎症,伴有以下情况中至少2项:①骶髂关节压痛或炎症性腰骶部及脊柱疼痛,而不局限在颈椎;②HLA-B27阳性;③8岁以上男性患儿;④家族史中一级亲属有HLA-B27相关的疾病(强直性脊柱炎、与附着点炎症相关的关节炎、急性前葡萄膜炎)。

应排除下列情况:①银屑病患者;②两次类风湿因子阳性,两次间隔为3个月;③全身型JIA。

本型以男孩多见,多于8岁以上起病。四肢关节炎常为首发症状,但以下肢关节如髋、膝、踝关节受累为多见,表现为肿、痛和活动受限。骶髂关节病变可于病初发生,但多数于起病数月至数年后才出现。典型症状为下腰部疼痛,初为间歇性,数月或数年后转为持续性,疼痛可放射至臀部,甚至大腿。直接按压骶髂关节时有压痛。随着病情发展,腰椎受累时可致腰部活动受限,严重者病变可波及胸椎和颈椎,使整个脊柱呈强直状态。在儿童常只有骶髂关节炎的X线改变,而无症状和体征。

患儿还可有反复发作的急性虹膜睫状体炎和足跟疼痛,这是由于跟腱及足底筋膜与跟骨附着处炎症所致。本型HLA-B27阳性者占90%,多有家族史。

6.银屑病性关节炎

是指1个或更多的关节炎合并银屑病,或关节炎合并以下任何2项:①指(趾)炎;②指甲凹陷或指甲脱离;③家族史中一级亲属有银屑病。

应排除下列情况:①8岁以上HLA-B27阳性的男性关节炎患儿;②家族史中一级亲属有HLA-B27相关的疾病(强直性脊柱炎、与附着点炎症相关的关节炎、急性前葡萄膜炎或骶髂关节炎);③两次类风湿因子阳性,两次间隔为3个月;④全身型JIA。

本型儿童时期罕见。发病以女性占多数,女与男之比为2.5∶1。表现为一个或几个关节受累,常为不对称性。大约有半数以上患儿有远端指间关节受累及指甲凹陷。关节炎可发生于银屑病发病之前或数月、数年后。40%患者有银屑病家族史。发生骶髂关节炎或强直性脊柱炎者,HLA-B27阳性。

7.未定类的幼年特发性关节炎

不符合上述任何一项或符合上述两项以上类别的关节炎。

四、实验室检查

实验室检查的任何项目都不具备确诊价值,但可帮助了解疾病程度和除外其他疾病。急性期可有轻~中度贫血,中性粒细胞计数增高,以全身型起病者尤为突出,可呈类白血病反应,白细胞计数高达$75×10^9$/L。血清α2和γ球蛋白升高,白蛋白降低,IgG、IgM、IgA均增高,以IgG1和IgG3增高为著。血沉增快,炎症性反应物质如C反应蛋白、肿瘤坏死因子、IL-1、IL-6活性可增高,表明急性炎症过程的存在。40%病例出现低中滴度的抗核抗体,但与疾病的进程和预后无关。多关节炎型中发病年龄较大者,血清类风湿因子阳性,提示关节损害严重,日后易后遗运动障碍。尿常规检查一般正常。关节腔滑膜液混浊,可自行凝固,蛋白质含量增高,糖降低,补体下降或正常,细胞数明显增高,以中性粒细胞为主。

X线检查:早期(病程1年左右)显示关节附近软组织肿胀,关节腔增宽,近关节处骨质疏松,指、趾关节常有骨膜下新骨形成;后期关节面骨质破坏,以手腕关节多见,骨骺早期关闭,骺线过度增长,关节腔变窄甚至消失。受累关节易发生半脱位。其他影像学检查如骨放射性核素扫描、超声波和 MRI 均有助于发现骨关节损害。

五、诊断和鉴别诊断

本病的诊断主要根据临床表现,晚期关节症状已较突出者诊断较易。X 线骨关节典型改变有助于确诊。全身型临床表现复杂,诊断颇为困难,需与风湿热、感染性关节炎、骨髓炎、急性白血病、淋巴瘤、恶性组织细胞病及其他风湿性疾病合并关节炎相鉴别。凡关节炎或典型的高热、皮疹等全身症状持续 3 个月以上者,排除了其他疾病之后,即可确诊为本病。

六、治疗

本病尚无特效治疗,但若处理得当,至少 75% 的患儿可免致残疾。JIA 的治疗原则是:控制病变的活动度,减轻或消除关节疼痛和肿胀;预防感染和关节炎症的加重;预防关节功能不全和残疾;恢复患儿的关节功能及生活与劳动能力。

1.一般治疗

保证患儿适当休息和足够的营养。除急性发热外,不主张过多地卧床休息。宜鼓励患儿参加适当的运动,尽可能像正常儿童一样生活。采用医疗体育、理疗等措施可防止关节强直和软组织挛缩。为减少运动功能障碍,可于夜间入睡时以夹板固定受累关节于功能位。已有畸形者,可施行矫形术如滑膜切除术等。

此外,心理治疗也很重要,应克服患儿因患慢性疾病或残疾而造成的自卑心理,增强自信心,使其身心得以健康成长。

2.药物治疗

(1)非甾体抗炎药(NSAIDs):以肠溶阿司匹林(ASP)为代表,是治疗本病最有效而副作用又较少的药物,推荐剂量为每日 60~90mg/kg,分 4~6 次口服。有效血药浓度为 20~30mg/dl,多在 1~4 周内见效。治疗 2 周后若病情缓解,可在数周内逐渐减量,并以最低有效剂量长期治疗,持续数月至数年。治疗过程中,特别是最初几周应注意有无阿司匹林的不良反应,包括胃肠道反应、肝、肾功能损害、出血倾向和过敏反应等。轻度肝功能异常者不必停药,常于 2~3 个月后自行恢复正常,但肝功能显著异常者应停药观察。长期使用者,还应监测尿常规,注意有无肾脏受损。其他非甾体抗炎药物如萘普生每天 10~15mg/kg,分 2 次口服;布洛芬每天 50mg/kg,分 2~3 次口服;双氯芬酸钠或尼美舒利等也可选用。

(2)缓解病情抗风湿药:即二线药物,因为应用这类药物至出现临床疗效所需时间较长,故又称慢作用抗风湿药。近年来认为,在患儿尚未发生骨侵蚀或关节破坏时及早使用本组药物,可以控制患儿病情进展。

1)羟氯喹:剂量为每日 5~6mg/kg,总量不超过 0.25g/d,分 1~2 次服用,疗程 3 个月至 1年。不良反应可有视网膜炎、白细胞减少、肌无力和肝功能损害。

2)柳氮磺吡啶:剂量为每日 50mg/kg,服药 1~2 个月即可起效。副作用包括恶心、呕吐、皮疹、哮喘、贫血、骨髓抑制、中毒性肝炎和不育症等。

3)其他:包括青霉胺、金制剂如硫代苹果酸金钠等。

(3)肾上腺皮质激素:虽可减轻 JIA 关节炎症状,但不能阻止关节破坏,长期使用有软骨破坏及发生骨质无菌性坏死等副作用,且一旦停药将会严重复发,故无论全身或关节局部给药都不作为首选或单独使用,应严格掌握指征。泼尼松的临床适应证和剂量为:

1)多关节型:对 NSAIDs 和 DMARDs 未能控制的严重患儿,加用小剂量泼尼松隔日顿服,可使原来不能起床或被迫坐轮椅者症状减轻,过着基本正常的生活。

2)全身型:非甾体抗炎药物或其他治疗无效的全身型可加服泼尼松每日 0.5～1mg/kg(每日总量≤40mg),一次顿服或分次服用。一旦体温得到控制时即逐渐减量至停药。

3)少关节型:不主张用肾上腺皮质激素全身治疗,可酌情在单个病变关节腔内抽液后,注入醋酸氢化可的松混悬剂局部治疗。

4)虹膜睫状体炎:轻者可用扩瞳剂及肾上腺皮质激素类眼药水点眼。对严重影响视力患者,除局部注射肾上腺皮质激素外,需加用泼尼松口服。虹膜睫状体炎对泼尼松很敏感,无须大剂量。

对银屑病性关节炎不主张用肾上腺皮质激素。

(4)免疫抑制剂:

1)氨甲蝶呤(methotrexate,MTX):剂量为 10mg/m²,每周 1 次顿服,服药 3～12 周即可起效。MTX 不良反应较轻,有不同程度胃肠道反应、一过性转氨酶升高、胃炎和口腔溃疡、贫血和粒细胞减少等。长期使用可能发生 B 细胞淋巴瘤。对多关节型安全有效。

2)其他免疫抑制剂:可选择使用环孢素 A、环磷酰胺(CTX)、来氟米特和硫唑嘌呤、雷公藤总甙。但其治疗 JIA 的有效性与安全性尚需慎重评价。

(5)其他:大剂量 IVIG 治疗难治性全身型 JIA 的疗效尚未得到确认。抗肿瘤坏死因子(TNF)-α 单克隆抗体对多关节型 JIA 有一定疗效。

(6)中药制剂等。

3.理疗

对保持关节活动、肌力强度极为重要。尽早开始保持关节活动及维持肌肉强度的锻炼,有利于防止发生或纠正关节残废。

七、预后

JIA 若能及时诊断,经过早期适当治疗,症状易于控制,但亦有复发。多数患儿预后良好,给予适当处理后 75% 的患儿不会严重致残,仅部分造成关节畸形,出现运动功能障碍。全身型和多关节炎型易变为慢性关节病;少关节型可因慢性虹膜睫状体炎而致视力障碍;多关节型可发展为强直性脊柱炎。对慢性患儿若护理得当,大多数能正常生活。有研究认为 IgM 型 RF 阳性滴度越高,预后越差。近来有报道 JIA 患儿可能发生严重并发症.即巨噬细胞活化综合征(macrophage activation syndrome,MAS),常急性发作,多见于男性,临床表现为快速进展的肝功能衰竭、脑病、全血细胞减低、紫癜、瘀斑、黏膜出血,甚至可死亡。主要认为是由于 T 淋巴细胞和巨噬细胞的活化和不可遏制的增生,导致细胞因子过度产生所致。

参考文献

[1]Waldo E,Nelson 等.尼尔逊儿科学.张国成等主译.西安:世界图书出版西安公司, 1999.551-553.

[2]文新中国成立.小儿神经泌尿学.见:张玉海,赵继懋.神经泌尿学.北京:人民卫生出版 社,2007.

[3]佘亚雄.小儿外科学.第 3 版.北京:人民卫生出版社,1993.

[4]施诚仁.新生儿外科学.第 1 版.上海:上海科学普及出版社.2002.

[5]张金哲,潘少川,黄澄如.实用小儿外科学.杭州:浙江科学技术出版社,2003.

[6]金锡御,吴雄飞.尿道外科学.第 2 版.北京:人民卫生出版社,2004.

[7]黄澄如.小儿泌尿外科学.济南:山东科学技术出版社,1996.

[8]潘少川.实用小儿骨科学.第 2 版.北京:人民卫生出版社,2005.

[9]施诚仁.小儿肿瘤.北京:北京大学医学出版社,2007.

[10]中华医学会.临床技术操作规范.儿科学分册.北京:人民军医出版社,2004.

[11]易著文.小儿内科特色诊疗技术.北京:科学技术出版社,2009.

[12]王成.小儿心血管病手册.北京:人民军医出版社,2002.

[13]杜军保,王成.儿童晕厥.北京:人民卫生出版社,2011.